Zora Gienger

Räuchern, Räucherstoffe und Rituale

Zora Gienger

Räuchern, Räucherstoffe und Rituale

MIT SCHNELLSYSTEM: BESCHWERDEN & RÄUCHERSTOFFE

Lüchow

Hinweis: Die Informationen in diesem Buch sind sorgfältig und nach bestem Wissen recherchiert. Eine Garantie kann von Autor und Verlag dennoch nicht übernommen werden; eine Haftung für Personen-, Sach- und Vermögensschäden ist ausgeschlossen. In medizinischen Fragen ist der Rat Ihres Arztes oder Heilpraktikers maßgebend.

Bibliografische Informationen der Deutschen Bibliothek
Die deutsche Bibliothek verzeichnet diese Publikation in der Deutschen Nationalbibliografie; detaillierte bibliografische Daten sind im Internet über http://dnb.ddb.de abrufbar.

in der Verlag Kreuz GmbH
Postfach 80 06 69, 70506 Stuttgart

www.luechow-verlag.de

Umschlaggestaltung: ReclameBüro, München

Umschlagbild: © Deliss/Godong/Corbis
Satz: de·te·pe, Aalen
Druck: CPI – Clausen & Bosse, Leck

ISBN 978-3-7831-9058-8

INHALT

VORWORT

Liebe Leserin, lieber Leser,
schon als Kind faszinierte mich die Welt der Düfte. Allerdings: Allzu aufdringlich durften die Gerüche nicht sein, sonst musste ich niesen oder bekam Kopfschmerzen. Diese Empfindsamkeit ist mir bis heute geblieben, sie macht auch vor meiner Familie nicht halt. Noch gut erinnere ich mich deshalb an meine ersten Erfahrungen mit Räucherstäbchen, die ich – wie es der Zufall so will – mitten im Winter zuhause im Wohnzimmer ausprobierte. Es ist schon viele Jahre her, und ich hatte keinerlei Erfahrung mit dem Räuchern, noch nicht einmal mit Räucherstäbchen. Die Stäbchen wurden mir mit einer hölzernen Halterung geschenkt; ich wusste noch nicht einmal, wie ich sie zum Glimmen bringen sollte, denn niemand hatte mir gesagt, wie es ging. Auf der Packung standen ausschließlich fremde Worte, sie stammte aus Asien und war mit sehr fremden Schriftzeichen versehen. Nichtsdestotrotz wollte ich die Stäbchen natürlich sobald als möglich ausprobieren. Da meine Familie schon ganz komisch schaute, als ich das Geschenk bekam, wartete ich einen geeigneten Moment ab, um die Stäbchen zu entzünden. Mann und Kinder waren außer Haus, sodass ich in Ruhe experimentieren konnte. Ich steckte das Stäbchen in die Halterung und zündete es mit einem Feuerzeug an. Doch es entstand dabei kein Rauch. Erst als ich es ausblies und nur noch ein glimmender Kopf übrig blieb, stieg eine sanfte Rauchfahne in die Höhe. Es dauerte keine drei Minuten, dann war der Raum erfüllt von einem unbekannten exotischen Duft, der schwer und schwül die Atmosphäre

tränkte und leider unangenehm aufdringlich war. Viel zu süßlich klebte der Rauch in jeder Nische des Wohnzimmers. Es war unerträglich! Voller Entsetzen öffnete ich die Fenster und wedelte den Rauch in die eisige Winterluft. Ich löschte das Räucherstäbchen unter fließendem Wasser und fächelte mit der Tageszeitung die verbliebenen Rauchschwaden zum Fenster hinaus. Dann schnupperte ich herum und blickte auf die Uhr. Es blieb noch genügend Zeit, um den Duft aus dem Raum zu bekommen, dachte ich aufatmend, er würde sich sicher bald in Wohlgefallen auflösen. Doch das tat er keineswegs. Meine Familie war überhaupt nicht begeistert!

Alle taten so, als raubte ich ihnen die Luft zum Atmen und wollte unser friedliches Heim in eine sündige Räucherstube verwandeln.

Auch mir war der duftende Rauch zu intensiv und zu stark. Ich versuchte erneut, die Geruchsbelästigung durch vermehrtes Lüften zu beseitigen, was mir aber nicht vollständig gelang – es war eben Winter. Schließlich reagierte meine Familie mit Kopfschmerzen und dem Gefühl, dass Räucherstäbchen wohl nicht zum menschlichen Wohlbefinden beitragen konnten. Ich war enttäuscht und ließ für eine Weile das Räuchern sein.

Es genügte mir, wenn ich auf Yogafortbildungen mit dem Räuchern in Kontakt kam. Doch auch dort war mir der intensive Geruch in geschlossenen Räumen einfach zu viel. Da ich an Asthma leide, konnte ein »schlechter, aufdringlicher Geruch« zu einem Anfall führen. Deshalb ließ ich die Finger von weiteren Räucherversuchen. Während meiner eigenen Yogakurse verzichtete ich aufgrund meiner schlechten Erfahrungen auf das Räuchern und ging dazu über, rein aromatherapeutisch zu arbeiten.

Dann aber erlebte ich vor mehreren Jahren während einer Studienfahrt nach Mexiko ein bemerkenswertes Räucherritual, das mich dazu brachte, meine Meinung zu ändern und Räuchern unter einem neuen Blickwinkel zu betrachten.

Unsere Reisegruppe besuchte gerade einen uralten Aztekenritualplatz, als sich ein kleines Grüppchen Ureinwohner näherte und sich ungeachtet der vielen Touristen in der Mitte des Platzes aufstellte. Mich beeindruckten nicht nur die authentischen Kleidungsstücke, sondern eben auch die ganze Feierlichkeit, die plötzlich in der Luft lag und eine geheimnisvolle, ja beinahe mystische Stimmung beschwor. Die Zeremonienmeisterin trug ein fließendes Gewand und offene lange, graue Haare. Um ihren Hals hingen verschiedene Ketten aus Knochen oder Muscheln. So genau kann ich mich nicht an die Ketten erinnern, weil sich unsere Reisegruppe respektvoll, aber dennoch neugierig im Hintergrund hielt. In den Händen barg die Frau ein altes Tongefäß, aus dem dicke Rauchschwaden in die Luft stiegen. Sie verschüttete gelbe Körnchen, vermutlich Mais, und murmelte wahrscheinlich Gebete oder Segensworte, die sie in alle vier Himmelsrichtungen sandte. Die restlichen Mitglieder ihrer Gruppe wiederholten den Singsang und wirkten dabei sehr ernst und feierlich. Es war ihnen allen wohl bewusst, dass sie beobachtet wurden, aber es gab keinen einzigen Touristen, der die Ruhe störte und nicht ergriffen war von der erhabenen Kraft dieses Rituals.

Als sich unsere Reisegruppe schließlich entfernte, wussten wir alle, dass wir Zeugen eines wunderbar archaischen Rituals geworden waren, das wir niemals mehr vergessen würden.

Auf diese Weise schlich sich das Räuchern wieder in mein Leben.

Zur gleichen Zeit befasste ich mich sehr stark mit unseren keltischen Wurzeln und lernte dabei, dass das Räuchern Wurzeln in allen Kulturen und spirituellen Gemeinschaften hat und auch noch heute zum Beispiel während katholischer Messen als Weihrauchräucherung zum Einsatz kommt.

Mein eigener Räucherweg brachte mich allmählich zurück zu den Traditionen der Vorfahren und Ahnen unseres eigenen Kulturkreises, und so machte ich mich auf die Suche nach traditionellen Räucherungen, die bei uns üblich sind und die in ländlichen Gebieten zum Teil noch zum Einsatz kommen. Ich experimentierte mit den Blüten meiner geliebten Rosen, mit Lavendel und jedem nur erdenklichen Kraut, das meine Küche hergab. Mit Küchensieben und Teelichtern, mit Schalen und Tellern aus dem Küchenschrank, mit gepflückten Blättern von Bäumen, mit Gewürzen und Früchten stellte ich meine Räucherrituale zusammen und achtete dabei stets darauf, die Kunst des feinen, intimen Räucherns zu verfeinern, die nur einen ganz subtilen, manchmal kaum wahrnehmbaren Rauch entwickelt und ein sehr liebevolles und feines Aroma entfaltet.

Räuchern ist weitaus mehr als nur das Entzünden eines stark riechenden Räucherstäbchens!

Und auch wenn Sie hin und wieder zu Ihrem eigenen Vergnügen auf Räucherstäbchen zurückgreifen – falls Sie das wünschen –, so werden Sie in diesem Buch alles über das richtige Räuchern erfahren und auch über all seine Einsatzbereiche. Das moderne Räuchern verbindet nämlich die Bedürfnisse des heutigen Menschen mit den mystischen Traditionen und Weisheiten der Vergangenheit und schafft so eine Brücke zwischen Räucherlust, Wohlbefinden und heilsamen, sinnvollem Einsatz des Räucherns.

Ich möchte Sie also herzlich einladen, sich durch die Welt des Räucherns führen zu lassen und dabei Ihre eigenen Erfahrungen zu machen. Denn Räuchern ist eine Sache der praktischen Anwendung und Erfahrung. *Learning by doing* wird das Motto sein. Das Räuchern müssen Sie erleben! Und zwar mit allen Sinnen. Dann erfüllt es seinen Zweck, und dann macht es auch Spaß!

Es kann also losgehen.

Viel Freude beim Ausprobieren wünsche ich Ihnen.

DIE WELT DES RÄUCHERNS

Nehmen Sie Witterung auf! Dieses Kapitel führt Sie in die geheimnisvolle, ursprüngliche und doch so moderne Welt des Räucherns ein, die Sie überall und ganz einfach anwenden und ausführen können.

AM ANFANG WAR DAS FEUER

Unsere Vorfahren hatten es einfach mit dem Räuchern. Es ergab sich nämlich wie von selbst, draußen am offenen Feuer. Irgendwann in der Geschichte der Menschheit, nachdem das Feuer »erfunden« worden war, entdeckten die Menschen das Räuchern. Dazu warfen sie einfach Hölzer, Wurzeln, Früchte, Gräser, Zweige, Pflanzen oder Harze in die offene Glut und nahmen über den Geruchssinn die unterschiedlichen Aromen wahr, die sich im Rauch entfalteten. Am Feuer sitzend veränderte das Einatmen des Rauchs den Menschen mit Leib und Seele. Es griff in das emotionale Empfinden ein oder wirkte körperlich und entfaltete Wohlbefinden, Ruhe, Entspannung oder Tatkraft. Manchmal roch es einfach nur gut, wenn ein Harz verbrannte, und der Mensch konnte sich entspannen, ein wenig vor sich hin träumen oder innerlich zur Ruhe finden, weil der Wohlgeruch gut tat und gute Laune verbreitete. Ein anderes Mal spürten die Menschen, dass das Atmen des Rauchs körperliche Beschwerden sanft beeinflusste und linderte. Oder der Rauch weckte die Lebensgeister und wirkte gegen Erschöpfung und Niedergeschlagenheit. Mit der Zeit entwickelte sich aus den unorganisierten und rein zufälligen Geruchsentdeckungen ein kontrolliertes und durchdachtes System, das die Gaben des Rauchs gezielt einsetzte. Diese sogenannte Erfahrungsmedizin gab man mündlich über die Generationen hinweg weiter, sie wurde irgendwann auch zu religiösen, spirituellen und kontemplativen Ritualen eingesetzt.

Überall auf der Welt ist das Räuchern bekannt. Es gibt kein Volk, keinen Stamm und keine Kultur, die nicht räuchert. Das Verbrennen von Räucherstoffen über dem offenen Feuer verband alle Menschen der Erde. Nur die Räucherstoffe waren nicht dieselben, jedes Volk räucherte das, was geographisch vorhanden war und was die Natur vor der eigenen Haustüre wachsen ließ. So begleitete das zielgerichtete Räuchern den Menschen über viele Jahrtausende lang, bis die menschliche Entwicklung den Handel und das Reisen möglich machte. Erst sehr viel später kam also durch den Gewürzhandel ein Austausch kostbarer Räucherstoffe zum Einsatz, der bis heute hin anhält.

Dabei war das Räuchern innerhalb geschlossener Räume nie ein Problem, denn geräuchert wurde prinzipiell in der freien Natur. Das hat sich bis heute bei allen ursprünglich lebenden Gesellschaften nicht geändert, die in Zelten, Jurten, anderen unbefestigten Hütten oder in warmen Breitengraden wohnen, wo sich das Leben überwiegend draußen abspielt.

Das Räuchern in geschlossenen Räumen, das einzig und allein dem persönlichen Wohlbefinden dient, ist ziemlich neu und eine Erfindung des modernen zivilisierten Menschen, der sich nach Ursprünglichkeit und nach dem Anknüpfen an mystische Traditionen sehnt.

Noch vor gut über hundert Jahren wurde selbst bei uns nur dann in geschlossenen Räumen geräuchert, wenn sie von Krankheitskeimen oder bösen Geistern befreit werden sollten und Kranken ein »gesunder Geist« eingehaucht werden sollte. Auch Schutz- und Bannräucherungen waren bekannt, wurden aber von der Kirche geahndet oder stillschweigend als bäuerliche Tradition geduldet. Man räucherte Stall und Wohnraum sorgfältig mit getrockneten Kräutern, die zusammengebunden waren, aus. So sollten Flüche, der böse Blick, Dämonen und der Teufel ausgetrieben werden. Ansonsten wurde, bis auf den Weihrauch in der Kirche, stets nur draußen bei traditionellen Festen geräuchert. Auch im Winter.

DAS FINSTERE MITTELALTER

Unsere eigene Kultur steckte stets voller Widersprüche. Auf der einen Seite herrschte eine strenge Frömmigkeit, auf der anderen Seite hielten sich heidnische Bräuche wie das Räuchern, die sich nie ganz ausrotten ließen. Die Erfahrungen der Heilkundigen und weisen Frauen wie Hildegard von Bingen, von Klostermedizin und Hexenwissen, von Aberglaube und Inquisition vermengten sich. Hinzu kam das Bestreben, medizinisches Wissen zu etablieren und gleichzeitig fromm und gläubig zu sein. So waren die Menschen des Mittelalters überzeugt, dass Räuchern die Pest vertreiben könne und der allgemeinen Reinigung diene – der Kontakt mit Wasser war verpönt und galt als gefährlich, die hygienischen Zustände waren unbeschreiblich. Lieber räucherte man, als sich zu waschen. Exkremente entsorgte man vor der Haustür, Ungeziefer und Krankheiten plagten die Menschen; das Räuchern diente dazu, den bestialischen Gestank zu übertünchen, der über den Städten und Gemeinden lag. Diese unhygienischen Zustände öffneten schließlich der Pest Tür und Tor. Die Menschen selbst stanken »wie die Pest«. Um diesen »Eigengestank« zu überdecken, puderte und parfümierte sich der Adel, während das gemeine Volk räucherte.

Wir können uns heute nicht mehr vorstellen, wie der Alltag im Mittelalter aussah und unter welch erbärmlichen Bedingungen die Menschen manchmal vor sich hin vegetierten. Dass das Räuchern unter solchen Lebensbedingungen kaum heilend wirkte, versteht sich von selbst.

Es ist also kein Wunder, dass die Neuzeit und das Voranschreiten des medizinischen Wissens erst einmal der Naturheilkunde und dem Räuchern den Garaus machten. Erst als medizinisches Wissen und Hygiene einen gewissen Stand erreicht hatten, konnten Krankheiten getilgt werden. Dadurch geriet das Räuchern in Vergessenheit und wurde nur noch in sehr ländlichen Gegenden und zu traditionellen Festen wie etwa dem Johannisfest im Sommer um die Sonnenwende herum eingesetzt – allerdings lediglich aus der traditionellen Überlieferung heraus, für viele Menschen sinnentleert und aus dem ursprünglichen Zusammenhang gerissen.

ZURÜCK ZU DEN WURZELN

Als im letzten Jahrhundert der Siegeszug der Naturwissenschaften und des technischen Fortschritts nicht mehr aufzuhalten war, der Lebensstandard wie die Lebenserwartung deutlich stiegen und auch viele Krankheiten besiegt wurden, geriet dann die Tradition des Räucherns ganz in Vergessenheit. An ihre Stelle trat für die zivilisierte Menschheit eine ganz neue Lebensart, die trotz zweier Weltkriege nicht mehr aufzuhalten war und dem modernen Menschen ein sehr bequemes und schönes Leben bescherte.

Auch wenn immer wieder die allgemeine Unzufriedenheit zu spüren ist und viele Menschen Angst um ihren Arbeitsplatz, ihre Rente, ihr Fortkommen und die Zukunft im Allgemeinen haben, so geht es den zivilisierten Staaten so gut wie nie zuvor in der Geschichte der Menschheit. Wir jammern auf einem sehr hohen Niveau und vergessen, dass erst die Errungenschaften der Moderne wie zum Beispiel das Internet, die globale Vernetzung, unsere ultramodernen Maschinen und Transportmittel es uns ermöglicht haben, den Luxus der Rückbesinnung auf alte Traditionen richtig auszukosten.

Wir alle können es uns leisten, einfach nur so zum Spaß und zur eigenen Freude, alte Künste und Traditionen wieder zu entdecken, auszuprobieren, uns Wohlbefinden zu gönnen und es uns mit feinen Düften und himmlischem Räucherwerk einfach richtig gut gehen zu lassen.

Unsere moderne Gesellschaft ermöglicht es dem Menschen, sich der persönlichen Selbstentfaltung zu widmen, sich geistig, emotional und spirituell zu verwirklichen und der Sehnsucht nach Magie, Mystik und ursprünglichen Traditionen nachzugeben.

AM ANFANG WAR DIE SEHNSUCHT

Die Sehnsucht nach einer Rückbesinnung zur Natur, zu magischen und mystischen Quellen der Menschheitsgeschichte erfasste im Laufe der sechziger und siebziger Jahre des letzten Jahrhunderts viele Menschen, die nach Sinn und Spiritualität suchten. Sie wollten hauptsächlich Alternativen zum »spießigen« bürgerlichen Leben, zu Rollenklischees, zu einem konformen, politischen Denken und einer erstarrten Religiosität. Diese Sinnsucher waren es, die das Räuchern wieder entdeckten. Allen voran all jene, die im asiatischen Raum – vor allem in Indien – Sinn und Erleuchtung suchten und die asiatische Räucherware nach Deutschland »importierten«. Neben all den Yoga- und Reikilehrern, den Ashrambesuchern, den vom Buddhismus und Hinduismus Begeisterten gab es eine weitere Gruppe, die das Räuchern zu uns brachte. Das waren die ethnologisch Interessierten, die sich mit den Traditionen der nordamerikanischen Indianer vertraut machten. Indianisches Räuchern mit Federn, schamanisches Reisen, Schwitzhüttenräucherungen, Visions- und Krafttiersuche – die entsprechende Räucherware hielt bald darauf hin bei uns Einzug.

Erst im neuen Jahrtausend kam eine weitere Gruppe hinzu, zu der auch ich mich zähle, selbst wenn ich Yoga- und Reikilehrerin bin. Diese Gruppe entdeckte die eigenen Wurzeln wieder und orientierte sich an alten Überlieferungen, keltisch-heidnischen Ritualen, Jahreszeitfesten und dem Räucherwerk, das bei uns in Wald und Wiesen wächst oder sogar im eigenen Garten zu pflücken ist. Hinzu kam dann noch eine weitere Räucherware, nämlich die aus dem Supermarkt!

Das klingt wie ein schlechter Witz, dennoch schließt sich so der Kreis, und das Räuchern hält wirklich Einzug ins moderne Leben.

Denn Hand aufs Herz: Sie und ich kaufen überwiegend im Supermarkt ein. Sie und ich leben nicht mehr in alten Holzhütten und brauen unser Süppchen draußen am Feuer in einem Kessel. Sie und ich leben überwiegend in geschlossenen Räumen, womöglich in Hochhäusern und innerhalb von Städten, manchmal ganz ohne Garten und eventuell sogar ohne Balkon. Sie und ich haben dennoch Freude am Räuchern, einem schonenden Räuchern, das nicht zur Geruchsbelästigung ausartet und eben auch innerhalb von geschlossenen Räumen stattfinden kann. Und Sie und ich können gut und gerne Kaffeebohnen, Ananas, Basilikum, Pfefferkörner und die getrockneten Früchte aus der Müslipackung räuchern und Freude daran haben. Alles ist schließlich gut erhältlich im Gewürz- oder Früchteregal unseres Supermarktes. Das nennt sich dann moderne Räucherware. Aber warum nicht? Denn auch diese Räucherstoffe beeinflussen unser Wohlbefinden positiv und tragen zum Gesundbleiben und zur Anregung der Selbstheilungskräfte bei.

RÄUCHERN HEUTE

Im Zuge des Esoterikbooms hielt das Räuchern endgültig Einzug in die Wohnzimmer. Leicht kommt man an exotische Räucherware, vor allem Hölzer und Harze. In jeder größeren Stadt gibt es mittlerweile esoterische Fachgeschäfte, die Räucherware und Zubehör anbieten. Auch Buchhandlungen, Geschenkläden oder Kaufhäuser führen Räucherstoffe, zumindest Räucherstäbchen. Nicht zu vergessen die zahlreichen Möglichkeiten, Räucherware im Internet zu bestellen.

Das Räuchern ist somit zu einer Tätigkeit geworden, die jedermann zum eigenen Vergnügen ausführen kann oder die gezielt als Hilfsmittel zur Gesunderhaltung des einzelnen dient.

Die moderne Gesellschaft kann es sich leisten, die natürlichen Quellen des Räucherns als Gesundheits- und Heilmittel wieder zu entdecken, denn uns stehen die Errungenschaften der modernen Medizin zur Seite, ohne die es nicht möglich wäre, schwere Krankheiten erfolgreich zu bekämpfen. So wird das Räuchern zu einer sinnvollen, natürlichen Ergänzung im persönlichen Heilungs- und Entwicklungsprozess, das die Selbstheilungskräfte aktiviert und medizinische Behandlungen und Therapien unterstützt. Räuchern wird dann aber auch zu einer liebevollen Beschäftigung, zum kreativen Tun und zu einem Akt der eigenen Schöpferkraft: Ihr Ideenreichtum kann sich dabei voll und ganz entfalten. Und Sie entdecken sich selbst auf eine ganz neue Art und Weise.

Was tut mir gut? Was kann ich gut riechen? Welche Stoffe kann ich mischen, damit es noch besser oder noch vielfältiger riecht? Spielerisch entdecken Sie die Möglichkeiten des Räucherns, die Sie ganz einfach in Ihren Alltag integrieren. Denn Räuchern ist einerseits ein geheimnisvoller, magisch-mystischer Akt, eine rituelle Handlung voller Ehrfurcht, Feierlichkeit und Zauberkraft, andererseits aber eine lustvolle Handlung im Alltag, zum eigenen Vergnügen, aus reiner Freude am Räuchern.

RÄUCHERN MACHT SPASS!

Verbissenes Räuchern sollten Sie unbedingt vermeiden! Schon unsere Vorfahren haben aus Freude am Riechen geräuchert. Rituale, spirituelle Handlungen, Reinigung, Schutz und Aktivierung der Selbstheilungskräfte sind Ziele, die erst viel später wichtig wurden. Am Anfang war die pure Lust am Wohlgeruch. Und das soll es auch bleiben!

Ich habe mit Entsetzen in einigen Räucherbüchern gelesen, dass Gerüche, die nicht gut tun, auf jeden Fall zu ertragen sein müssen. Dem stimme ich nicht zu! Meine eigene Erfahrung sagt mir, dass nur das gut tut, was das Wohlbefinden steigert und die Selbstheilungskräfte anregt und was Sie gut riechen können. Alles, was Ihnen »stinkt«, ist nichts für Sie. Vielleicht können Sie es zu einem anderen Zeitpunkt wieder riechen, vielleicht aber auch nicht. Dann ist es einfach nichts für Sie. Auch wenn ein Geruch zu aufdringlich, zu stark oder zu intensiv ist, schadet er mehr als er nutzt.

Und nur, damit Ihr Haus oder Ihr Wohnraum gereinigt oder geschützt wird, müssen Sie keinen Gestank ertragen. Nur weil ein Ritual nur ein bestimmtes Kraut zulässt, heißt das noch lange nicht, dass es wirksam ist. Alles was stinkt, hat keine Wirkung auf Sie und Ihr persönliches Umfeld. Allein Ihre Erfahrung zählt.

Das bedeutet natürlich nicht, dass jedes Räucherwerk immer gut riecht! Manchmal sind die Gerüche schon sehr fremd und eigenwillig. Sobald aber ein Geruch bei Ihnen Widerwillen, Ekel, Abscheu, Übelkeit, Kopfschmerzen oder andere Symptome hervorruft, sollten Sie ihn meiden.

WARUM MENSCHEN RÄUCHERN

Geräuchert wird aus vielfältigen Gründen, der Hauptgrund allerdings ist das persönliche Wohlbefinden. Es soll schließlich gut riechen um einen herum, denn ein guter Duft beschert dem Riechenden Wohlgefühl.

Unser Gehirn entscheidet in Sekundenbruchteilen, welcher Geruch Wohlbefinden auslöst, welcher Ekel und Abscheu und welchen wir als uninteressant oder mit »na ja, geht so« titulieren. Diese Entscheidung hängt zu einem großen Teil von unseren bisherigen Erfahrungen ab, die im Unterbewusstsein gespeichert sind und die sofort wieder aktiviert werden. Wir erinnern uns an einen Wohlgeruch, weil er mit einem positiven Ereignis verknüpft ist. Zum Beispiel sorgen vanilleartige Gerüche allgemein für ein Gefühl von Geborgenheit, weil es ein Duft ist, der oft mit liebevollen Kindheitserinnerungen verbunden ist. Bei zimtartigen Weihnachtsdüften reagieren die meisten Menschen ebenfalls mit Wohlbefinden. Im Einzelfall kann es aber anders sein, wenn Weihnachtsdüfte oder Vanillegeruch mit schlimmen Erlebnissen verbunden sind.

Neben dem persönlichen Wohlbefinden, das schöne Erinnerungen beschwört und dafür sorgt, dass man sich rundum gut fühlt, steht das zweckgebundene Räuchern. Die Menschheit hat im Laufe ihrer Entwicklung die Heilgeheimnisse der Räucherpflanzen und

Räucherstoffe studiert, um den Rauch zielgerichtet einsetzen zu können. Das Räuchern dient zur Gesunderhaltung des Menschen und dazu, Schmerzen und Beschwerden zu lindern und die Selbstheilungskräfte anzuregen.

Ein dritter Grund liegt in der Spiritualität des Menschen. Durch das Räuchern wurden die Götter gnädig gestimmt, Opfergaben gebracht, es begleitete religiöse und spirituelle Handlungen. Unsere direkten Vorfahren feierten mit Räucherwerk die Kraft der Natur; drückten Anbetung, Dank, Bitte, Gebet, Lobpreis und Huldigung aus. Noch heute ist das so, sei es während einer katholischen Messe, bei religiösen Handlungen aus anderen Kulturkreisen, während moderner esoterischer Feste oder beim Meditieren im stillen Kämmerlein.

Ein vierter Grund ist die Aktivierung der geistigen Kraft. Viele Völker benutzten den Rauch als Einstiegsdroge zur Bewusstseinserweiterung, sei es für schamanische Reisen, auf Visionssuche, zur Erweckung der Medialität oder zum Kontakt mit der geistigen Welt, mit Engeln, Feen, Krafttieren oder anderen Wesenheiten. Heute ist diese alte Tradition wieder aktuell und wird vornehmlich in esoterischen Kreisen praktiziert. Auch das nächtliche Traumerleben soll intensiviert werden.

Die moderne Forschung kennt seit langem die positive Wirkung des Rauchs auf die geistige Kapazität des Menschen. Konzentration, Kreativität, Ideenreichtum, Gedächtnisleistung und Denkvermögen werden stimuliert, Räucherwerk sollte in keinem Schulzimmer fehlen! Viele Berufsgruppen täten gut daran, die Wirkung des Rauchs zu nutzen.

Ein fünfter Grund ist die praktische Anwendung für den Alltag, die sich aus dem persönlichen Umfeld ergibt. Dazu spielt der kulturelle und religiöse Hintergrund eine große Rolle. So wird das Räuchern zum Beispiel zum Reinigen von Räumen und Gegenständen angewendet. Niemand denkt dabei an ein wirkliches »Saubermachen«, wie es unsere Vorfahren im Mittelalter verstanden, sondern eher an die spirituelle Reinigung, die dafür sorgt, dass man etwas »Altes« loslässt und sich auf eine Transformation vorbereitet. Das Räuchern wird deshalb besonders dann angewandt, wenn sich Transformationsprozesse, Übergänge, Neuanfänge, Veränderungen und Krisen bemerkbar machen. Mit Hilfe des Räucherns soll die Veränderung leichter gelingen. Ein besonderes Thema, das in diesen Anwendungsbereich hinein reicht, ist das Harmonisieren von energetischen Feldern, das Beseitigen von unerwünschten Energien und die Kunst, Energiefelder von Verstorbenen sanft zu harmonisieren. Früher nannte man das »die Geister vertreiben«, heute »hilft man einer Seele galant ins Licht«.

Auch zum Entstören von Elektrosmog und anderen elektromagnetischen Feldern wird geräuchert.

Ein letzter Grund kommt erst in modernen, technisierten Gesellschaften zum Tragen. Man räuchert, um eine nüchterne, oftmals sinnentleerte, entmystifizierte Welt wieder mit den Augen eines Kindes sehen zu lernen, um an alte Traditionen und Wertvorstellungen anzuknüpfen und den Zauber des Geheimnisvollen, Unerklärlichen ins Leben zurückzubringen. Das bringt wieder ein wenig Spannung in eine langweile Welt, in der es für alles eine rationale Erklärung gibt, in der es aber an Sinn, an Halt, Geborgenheit und einer lebendigen Spiritualität fehlt. Leider schaffen es die etablierten Kirchen für viele nicht oder nur unzureichend, dieses Defizit konstruktiv anzugehen. So wird das Räuchern zusammen mit anderen »mystischen Handlungen und Ritualen«, wie zum Beispiel dem Pendeln, dem Channeln oder dem Feiern der keltischen Jahreskreisfeste, zu einem Ersatz für eine leblose, erstarrte Religiosität.

Einsatzbereiche des Räucherns im Überblick

- Steigerung des persönlichen Wohlbefindens
- Räuchern zur Gesunderhaltung des Menschen und zur Aktivierung der Selbstheilungskräfte
- Religiöse und spirituelle Gründe
- Aktivierung der geistigen Kräfte und Bewusstseinserweiterung

- Praktische Anwendungen wie für die Reinigung oder zur Entstörung von elektromagnetischen Feldern und Harmonisierung von Energien
- Mystifizierung und Sinnsuche

RÄUCHERWIRKUNG FÜR KÖRPER, GEIST UND SEELE

Räucherstoffe wirken ganzheitlich. Sie sorgen auf der materiellen Ebene dafür, dass der menschliche Körper harmonisiert wird, sich entspannen kann, wenn er unter Druck steht oder aktiviert wird, wenn er träge und antriebsschwach ist. Diese Harmonisierung bringt Balance in alle Körperzellen und Stoffwechselvorgänge, sodass das Immunsystem optimal arbeiten kann und somit die Selbstheilungskräfte gute Chancen haben, jegliches körperliche Ungleichgewicht auszumerzen.

Körperliche Harmonie bedeutet immer auch, dass es dem Menschen gut geht und dass er körperlich beschwerdefrei ist. Wer sich Zeit nimmt für ein Räucherritual am Abend, kann besser entspannen und den Alltag hinter sich lassen. Der angenehme Duft schenkt Wohlgefühl und lädt zum Träumen, zum Erinnern und zur stillen Andacht und Einkehr ins eigene Innere ein. Räuchern ist also auch ein Mittel, um Stress abzubauen. Selbst wer nebenher arbeitet, profitiert vom Wohlgeruch des Rauchs. Wenn es im Raum gut riecht, kann sich eine angenehme, wohlige Stimmung verbreiten. Das gilt selbst dann, wenn das Aroma so schwach ist, dass es gar nicht bewusst wahrgenommen wird. Das Unterbewusstsein meldet den Wohlgeruch sofort dem Gehirn und setzt Glückhormone frei. Die sorgen dafür, dass brachliegende Energien körperlich freigesetzt und für die Entspannung oder zur Tatkraft bereitgestellt werden. Räucherstoffe wirken also entweder entspannend und beruhigend oder leistungssteigernd und stimulierend. Sie helfen vor allem Menschen, die unter Dauerspannung leiden, nervös und überlastet sind oder auf solche, die energielos, erschöpft, müde und träge sind. Bei allen anderen Menschen, die eine wohlige Grundspannung besitzen, wirkt der Rauch so, dass diese Grundspannung im Gleichgewicht bleiben kann.

Räucherstoffe sorgen auch für ein seelisches Gleichgewicht. Gefühlsschwankungen werden sanft ausgeglichen und harmonisiert. Transformationsprozesse, Krisen und Krankheiten, Übergänge und Lebensveränderungen, bei denen das Gefühlsleben durcheinandergeraten ist, können leichter und schneller ins Gleichgewicht gebracht werden. Das bedeutet nicht, dass die Emotionen unterdrückt werden. Sie können lediglich bewusst gemacht und dann schneller wieder abgegeben werden, bis sie sozusagen »zu Rauch geworden« sind. Man übergibt seine Sorgen dem lösenden, heilenden und transformierenden Rauch, der dafür sorgt, dass sich alles harmonisch verwandelt: man selbst, die Situation, das Umfeld, die innere Einstellung und eben auch die Gefühle, die damit verbunden sind.

Dass Räucherstoffe positiv auf die geistige Kraft wirken, muss nicht mehr bewiesen werden. Das Räuchern aktiviert alles Geistige, sei es das Gedächtnis, die Denkprozesse, die Gedankengänge, die kreative Schöpferkraft, das Traumerleben im Schlaf oder alles rund um Medialität und Visionssuche.

Beim emotionalen Gleichgewicht und bei der geistigen Kapazität spielt das durch den Rauch ausgelöste Wohlgefühl eine bedeutende Rolle. Es beruhigt nicht nur die Nerven und entstresst den Körper, sondern hilft bei der neuronalen Vernetzung im Gehirn, stimuliert die Drüsentätigkeit und nimmt Einfluss auf das Hormonsystem und auf zahlreiche Botenstoffe, die den Stoffwechsel steuern. Der Impuls wird durch das Einatmen des Rauchs gesetzt, der dann über das Wohlgefühl die richtigen Heil- und Harmonisierungskräfte im Menschen wirken lässt.

DAS RIECHEN

Unser Geruchssinn steht mit dem limbischen System des Gehirns in Verbindung. Das limbische System steuert alle Triebe. Es lenkt lebensnotwendige Funktionen, die mit dem Grunderhalt des Lebens zu tun haben. So ist es zum Beispiel für alle primitiven Triebe und Instinkte zuständig, es lenkt die Sexualität, die Motorik des Verdauungstrakts, nimmt Einfluss auf das Hormonsystem und steuert das Stressverhalten, das sich bei unseren Vorfahren als Kampf- oder Fluchtverhalten äußerte. Es steuert das Riechen und das Schmecken, das für das Überleben der Menschheit essenziell ist, auch heute noch! Steinzeitlich gesehen war das limbische System eine Notwendigkeit, heute kann über das bewusste Riechen und Schmecken nicht nur das Überleben gesichert, sondern vor allem Wohlbefinden ausgelöst werden.

Dass das Riechen und das Schmecken eng miteinander verbunden sind, stellen Sie sicher immer dann fest, wenn Sie stark erkältet sind. Wer nichts riechen kann, der kann auch nichts schmecken. Während Erkältungskrankheiten schmeckt das Essen einfach nicht mehr. Und das ist auch gut so, denn jetzt aktiviert das Immunsystem alle Kräfte, um gegen die Erkältungsbakterien und Viren vorzugehen. Es müsste sonst einen Teil seiner Kraft zur Verfügung stellen, um Bakterien und Keime abzutöten, die über die Nahrung in den Körper gelangen.

Im Schwabenland wird für das Riechen oft der Begriff »Schmecken« gebraucht. Hier tut der Volksmund kund, wie eng Riechen und Schmecken verbunden sind. Wenn Sie sich einmal die Vorteile des Riechens vor Augen führen, merken Sie schnell, dass bewusstes Riechen und Schmecken der Gesundheit zuträglich sind. Das fängt bei der Wahl der Nahrung an und hört bei der Partnerwahl längst nicht auf.

GESUNDES RIECHEN

Bei der Auswahl unserer Nahrung sollten wir der Nase vertrauen. Was schlecht riecht, einen unangenehmen Geruch hat oder für unsere Nase »komisch und nicht identifizierbar« ist, sollten Sie liegen lassen. Oft zeigen sich Fäulnis- und Zersetzungsprozesse, und verdorbene Nahrung ist Gift für den Organismus. Die Natur hat es so vorgesehen: Der Geruch von reifem Obst zum Beispiel ist gefahrlos, überreifes Obst riecht schon ein wenig faulig und grünes Obst riecht einfach nur grün und unreif. Für das Überleben der Steinzeitmenschen waren diese Unterscheidungsmerkmale sehr wichtig.

Trauen Sie sich ruhig und machen Sie beim Einkaufen den Riechtest. Da unsere Nasen heute mit anderen Geruchsstoffen konfrontiert werden als die der Steinzeitmenschen, sollten Sie vorsichtig sein, wenn etwas allzu »chemisch«, »unnatürlich« oder intensiv riecht.

Leider dürfen wir wegen der modernen Lebensmittelindustrie unserer Nase oft nicht mehr trauen. Ganz bewusst werden Lebensmitteln künstliche Aromastoffe zugesetzt, damit sie immer gut riechen und schmecken oder sogar zusätzlich den Appetit anregen. Nahrungszusätze aller Art verwirren den Organismus und sorgen für eine drastische Zunahme von Nahrungsmittelallergien. Auch gibt es in den zivilisierten Gesellschaften immer mehr dickleibige Menschen. Das liegt zum einen am Überangebot an Nahrung, zum anderen aber auch an »dick- und esssüchtigmachenden Zusatzstoffen«, die zum Dauernaschen verleiten und manchmal eine Kalorienbombe sind.

Da unser Gehirn angenehme Situationen mit Geruchs- und Geschmackserlebnissen verknüpft, bereitet der Genuss von fetten Chips, Pommes frites, Gummibären, Schokolade, Keksen und anderen Dickmachern zum Teil pures Wohlbefinden. Das Knabbern und Naschen dient der Entspannung oder der Anregung und hat nichts mehr mit dem natürlichen Hungergefühl zu tun. Geruch und Geschmack erinnern an lustige Kindergeburtstage, an Omas wohlige Kekstruhe, an gemütliche Kinoabende oder andere »Wellness-Situationen«.

Seien Sie daher vorsichtig mit den Nahrungsmitteln, die Sie Ihren Kindern geben. Es ist eigentlich unverantwortlich, Kinder mit Pommes, Nudeln und Süßigkeiten groß werden zu lassen. Mit Entsetzen sehe ich, dass in fast jedem Restaurant Pommes zur Essensbeilage gehören, vor allem bei Kindergerichten. So werden wir auf fette, salzige, überwürzte und unnatürliche Nahrungsmittel konditioniert und verbinden schon als Kinder mit dem Geruch und Geschmack dieser Produkte Wohlgefühl. Hier kann das bewusste Räuchern einen Gegentrend setzen und die krankmachende Konditionierung löschen.

Bei der Partnerwahl oder beim Umgang mit Freunden und Bekannten wäre es ebenso angebracht, steinzeitlich vorzugehen. Es ist ganz essenziell, ob wir jemanden »gut riechen« können oder »dufte« finden. Mittlerweile gibt es Studien, die das beweisen. Es ist allerdings wichtig, sich nicht von Parfüms, Aftershaves, Deos, duftenden Cremes und Haarsprays oder anderen Duftzusätzen betören zu lassen. Die reine menschliche Ausdünstung zählt. Wenn Sie jemanden »zum Fressen gern« haben, weil sein Körper einfach gut riecht (ganz ohne Duftstoffe), dann ist er für Sie in jeglicher Hinsicht der Richtige.

BEWUSSTES UND UNBEWUSSTES RIECHEN

Riechen kann man nicht verlernen, es sei denn, man leidet unter einer Krankheit, die Geruchs- und Geschmackssinn beeinflusst. Dennoch hat der moderne Mensch das Riechen als sinnliche Wahrnehmung in den Hintergrund gedrängt. Das Hauptaugenmerk liegt auf der optischen Verarbeitung von Reizen. Wir leben in einer primär visuell orientierten Gesellschaft, die mit künstlichen oder unnatürlichen Aromen, Düften und Gerüchen traktiert wird. Den Geruch eines wild wachsenden Krauts kennt eigentlich niemand mehr. Stattdessen wissen wir, wie Abgase riechen, wenn wir an einer stark befahrenen Straße wohnen. Wir riechen die Pommes-Bude und stark gewürzte Fertiggerichte, wir riechen intensiv duftende Räucherstäbchen und die unterschiedlichsten Gerüche der Kosmetikindustrie. Das wenigste davon sind natürliche Aromen!

Unsere Nasen sind zum Teil so abgestumpft, dass es einen starken Reiz braucht, damit wir überhaupt noch etwas riechen. Und doch geht kein Geruch verloren! Unser Unterbewusstsein merkt sich alles, selbst wenn wir zu abgelenkt sind oder unsere sinnliche Wahrnehmungsfähigkeit stark gelitten hat und wir nichts mehr wirklich riechen können.

Den zivilisierten Menschen plagt zudem die Unfähigkeit, einen natürlichen Geruch zuzuordnen. Benzin und Diesel können wir eventuell noch auseinanderhalten, aber Salbei und Basilikum?

Erkennen Sie den Duft einer echten Rose? Das ist vielleicht noch möglich. Auch Lavendel kann man ganz gut zuordnen, und eventuell noch die gängigsten Küchenkräuter, wenn man selbst kocht. Aber den Duft von Lindenblüten? Das wird schon schwieriger. Keine Sorge, wenn Ihnen das nicht gelingt: Es gibt kaum jemanden, der die Natur noch wirklich gut riechen kann.

Das Räuchern hilft Ihnen, sich wieder an Ihren Geruchssinn heranzutasten. Bewusstes Riechen von natürlichen Räucherstoffen, Kräutern, Früchten, Harzen und Hölzern stärkt die Sinne, intensiviert das sinnliche Erleben und hat keine schädlichen Nebenwirkungen wie zum Beispiel das Riechen von naturidentischen und künstlichen Aromastoffen, das Kopfschmerzen auslösen kann und die Sinne trübt.

Doch Achtung: Natürliche Räucherstoffe riechen niemals so stark und intensiv wie präparierte Räucherstäbchen oder Kräuterfertigmischungen, die mit naturidentischen Aromastoffe versehen worden sind. Wenn Sie zum Beispiel echte Rosenblütenblätter aus dem Garten anzünden, werden Sie kaum etwas riechen. Dennoch setzen die Rosenblüten ihr Aroma frei, allerdings so fein, dass es kaum wahrnehmbar ist.

RÄUCHERN FÜR ALLE SINNE

Räuchern ist ein sinnliches Erlebnis, das alle Sinne anspricht. Wenn Sie möchten, dann können Sie daraus jedesmal ein kleines Fest machen. Für meine ersten eigenen Räucherversuche habe ich mich zum Beispiel aus meinem reichen Küchenschatz bedient. Da ich jeden Mittag für meine Familie frisch koche, habe ich alle Utensilien und Küchenkräuter stets zur Hand. Teller und Teelichter gibt es sowieso in meinem Haushalt, Siebe, Karaffen und Vasen ebenso. So konnte ich ganz einfach loslegen. Ich war stolz darauf, meine eigenen Kreationen einzubringen und in meinem Haushalt zum Beispiel einen hübschen orangefarbenen Weihnachtsteller, der ein einsames Dasein im Keller fristete, zum Räucherteller umzufunktionieren. Liebevolles Gestalten ist stets auch mit bereits vorhandenen Dingen möglich.

Doch wenn Sie sich wohler fühlen mit eigens angeschafften Räuchertellern oder Räuchergefäßen, besorgen Sie sich diese Utensilien im Fachhandel. Schließlich »riecht« das Auge mit.

Dasselbe gilt für den Tastsinn. Wer sich wirklich mit dem Räuchern intensiver beschäftigen möchte, der geht natürlich in den Wald, auf eine Wiese oder in den eigenen Garten, um Kräuter, Hölzer und Früchte frisch zu pflücken. Diese handfeste Tätigkeit kann sehr viel Freude bereiten, weil Sie mit den Händen dabei sind und Ihre eigenen Erfahrungen machen.

Wenn Sie einen Kamin haben, ist Ihnen der Umgang mit Feuer vertraut. Selbst das Hantieren mit Räucherkohle, mit Sieben, Tellern und Teelichtern macht Spaß und stellt ein sinnliches Vergnügen dar. Und wenn es dann so richtig schön knistert über dem Feuer, dann freuen sich auch Ihre Ohren.

RÄUCHERN UND INTENTION

Warum möchten Sie räuchern?

Haben Sie über diese Frage schon einmal nachgedacht?

Vielleicht sind Sie einfach nur neugierig und wollen es einmal ausprobieren. Eventuell sehnen Sie sich nach einem angenehmen Geruch, der Sie umgibt und der Sie in purem Wohlbefinden badet. Es kann aber auch sein, dass Sie eine ganz bestimmte Absicht haben, die über das reine Wohlbefinden herausgeht.

Schauen Sie sich die Übersicht über die Gründe fürs Räuchern noch einmal genauer an. Finden Sie sich darin wieder?

Die genannten Gründe sind lediglich Zusammenfassungen, um einer bestimmten Kategorie zugeordnet zu werden. Was beim Räuchern wirklich zählt, ist Ihr ganz eigener Grund. Ihre Intention ist wichtig. Denn erst sie macht das Räuchern zu Ihrem ganz individuellen Erlebnis und verbindet alle Ebenen des Daseins miteinander, die materielle Ebene und die feinstofflich-spirituelle Ebene. Schlicht und einfach ausgedrückt: Himmel und Erde oder das Himmlische und das Irdische.

Um diese Verbindung sinnvoll aufrecht zu erhalten, sollten Sie sich vor jedem Räuchern ganz klar über Ihre Gründe sein. Das nennt man bewusstes Räuchern. So wird das Ergebnis auch so sein, wie es Ihr Bewusstsein zulässt. Wenn Sie zum Beispiel räuchern, damit Ihre schlechte Laune verschwindet, dann wird es auch so sein. Wenn Sie räuchern, um den alten Mief aus den Räumen zu vertreiben, dann wird genau das eintreten. Zünden Sie ein Kraut an, um eine Zeremonie zu begleiten, dann wird diese Zeremonie zu etwas ganz Besonderem werden. Möchten Sie beim Räuchern beten oder meditieren, wird Ihre Seele ganz offen sein und Ihr Inneres zur Ruhe kommen. Benötigen Sie den Rauch, um sich mal wieder zu entspannen, dann wird die Entspannung nicht lange auf sich warten lassen. Räuchern Sie allerdings grundlos – nun, dann ist eben alles Schall und Rauch. Das ist nicht schlimm. Wenn Sie beschließen, dass Sie räuchern um des Räucherns Willens, dann ist es eben so. Sollten Sie aber einen speziellen Grund zum Räuchern haben, dann erfüllt sich Ihre Absicht, wenn Sie mit Klarheit, Achtsamkeit, Aufmerksamkeit und Bewusstheit räuchern.

DIE BOTSCHAFT DER PFLANZEN

Pflanzen sind nicht nur beliebige Teile der Natur, die man anzündet und deren Rauch man einatmet. Sie sind lebendige Geschöpfe, die eingebunden sind ins Werden und Vergehen des Daseins. Ihr Leben beginnt als Same, sie werden schließlich zu einem Kraut, einem Strauch oder Baum, und sie sterben irgendwann. Sie vermehren sich, bringen Früchte hervor und ernähren sich. In gewisser Weise haben sie eine Seele, das heißt, einen Funken der Lebendigkeit, der sich als Lebenskraft und Vitalität zeigt.

Eine Frucht schenkt uns die Pflanze gern. Wenn wir sie herausreißen, bedeutet das ihren Tod. Anders ist es, wenn sie geschnitten wird und wieder nachwachsen kann. Hölzer und Harze sind Teile einer Pflanze, die wie die Früchte zur Verfügung stehen, wenn beim Ernten nicht die ganze Pflanze vernichtet wird.

Die Botschaft einer Pflanze, deren Teile wir anschließend anzünden, ist immer ein besonderes Geschenk an den Menschen und sollte respektiert und geachtet werden. Denn nur so kann sich die Lebenskraft der Pflanze beim Räuchern verbreiten und ihre volle Wirksamkeit entfalten. Wenn Sie selbst Pflanzen pflücken oder sammeln gehen, seien Sie dankbar für das Geschenk, das die Pflanze Ihnen macht. Ein Dankeschön, laut oder leise gesprochen oder gedacht, sollte selbstverständlich sein!

DIE WIRKSAMKEIT DER RÄUCHERPFLANZEN

Räucherpflanzen – und auch jegliche Pflanzenmedizin – wirken auf mehreren Ebenen gleichzeitig. Dabei ist keine Wirkungsebene besser als die andere, die stofflich-irdische und die feinstoffliche Ebene existieren nebeneinander. Beim Räuchern entfalten sich alle Ebenen und stehen dem Menschen zur Verfügung.

Die folgende Aufstellung möchte Ihnen einen Gesamtüberblick über die Wirkungsebenen der Pflanzen geben.

DIE EBENEN DER WIRKSAMKEIT

1. Die materielle Ebene

Zu dieser Ebene gehört alles Wissenschaftliche, Medizinische und Botanische einer Pflanze, also ihr Aussehen, ihre Beschaffenheit, der Pflanzenaufbau, die Art und Weise, wie sie sich fortpflanzt, welche Früchte sie trägt und welche ihrer Teile heilende Wirkung haben oder in der Medizin verarbeitet werden können. Die Pflanzenkräfte wirken, indem sie als Rauch, als Aromaöl, als Tee, als Salbe, als Wickel, als Säfte und Tinkturen eingesetzt oder pharmazeutisch im Labor zu Tabletten und Mitteln verarbeitet werden. Dabei wird mit den direkten Pflanzenwirkstoffen gearbeitet, die in Wurzeln, Blättern, Früchten und im Holz oder Stängel sind und die über bestimmte Verfahrenstechniken gewonnen werden können. Dazu gehört die Destillation, die Extraktion, aber auch jede Art von Trocknen, Anzünden, Auspressen, Zerkleinern bis hin zum teilweisen oder vollständigen Verzehr der Pflanze.

2. Die emotionale Ebene

Diese Ebene stellt einen persönlichen Bezug zur Pflanze her. Die Wirkungskraft der Pflanze entfaltet sich über das, was der Mensch über die Pflanze denkt oder wie er sie empfindet. Dazu gehört zum Beispiel auch, dass viele Pflanzen wunderschön aussehen und allein über ihren Anblick ihre Wirkungskräfte verbreiten. Die Betrachtung und das Riechen an einer herrlichen Duftrose können das Herz öffnen und zu ganzheitlichem Heilwerden führen. Oder Sie haben diese Pflanze eigenhändig angebaut, aus einem Sämling gezogen, gehegt und umsorgt. Sie mögen die Pflanze, lieben sie vielleicht sogar und verwenden ihre Teile dankbar weiter. Oder sie wurde Ihnen von jemandem geschenkt, der Ihnen viel bedeutet. Vielleicht aber ist es auch der Lieblingsbaum, unter dem Sie gerne sitzen und der für Sie auf einem ganz besonderen Kraftplatz steht. Die Heilwirkung entfaltet sich dann über die Emotionen, die diese Pflanze im Menschen wach ruft, denn es besteht eine emotionale Verbundenheit oder Vertrautheit.

Als ich zum allerersten Mal die Blütenblätter einer meiner Lieblingsduftrosen entzündete, kamen mir beim Räuchern sofort die Tränen. Ich war gerührt über die Hingabe dieser Blüten, die sich ganz für mich öffneten. Dieses Geschenk war so kostbar, dass es mich nur noch intensiver mit meinen Gartenpflanzen verband und mir wundervolle Augenblicke bescherte. Seitdem habe ich zwar unzählige Blütenblätter meiner Rosen geräuchert, aber so ein berührendes Erlebnis wie beim ersten Mal habe ich nie wieder erlebt.

3. Die mythologische und literarische Ebene

Diese Ebene umfasst alle Überlieferungen, Geschichten, Märchen, Göttererzählungen und Mythen. Vor allem Bäume sind in vielen Überlieferungen wichtig, das Baumorakel der Kelten oder Yggdrasil, die Weltenesche der Germanen, sind dafür Beispiele. Allein durch ihre archetypische Bedeutung erzielen sie Heilkraft. Weihrauch und Myrrhe aus dem Morgenland als Geschenk der heiligen drei Könige ist ein weiteres Beispiel. Überhaupt ist die Bibel voll von magischen Räucherstoffen, Heilpflanzen und symbolischen Pflanzen wie zum Beispiel dem Olivenzweig. Auch moderne Geschichten arbeiten mit dieser Ebene, man denke nur an die sagenhafte Story über die Alraunen bei Harry Potter oder die Zauberkraft der Mistel des Druiden aus Asterix und Obelix. Nicht selten sind es heute Romane oder Verfilmungen, die eine Pflanze so berühmt machen, dass niemand ihr mehr widerstehen kann, etwa die Kakaoschalen nach dem Roman und Film »Chocolat«.

Reiseführer beschreiben sehenswerte alte, märchenhafte, knorrige oder riesengroße Bäume, denen eine besondere Kraft inne wohnt oder die auf einem Kraftplatz stehen. Manchmal werden diese Pflanzen regelrecht vermarktet, und Busladungen voller Touristen bestaunen die herrliche Pracht, was der mystischen Kraft dieser Pflanzen aber keinen Abbruch tut. Nicht selten pilgern dann viele Menschen zu den berühmten Pflanzen, um von ihrer Zauberkraft etwas abzubekommen. Da ich selbst so eine Touristin bin, die entweder einzeln oder mit einer Reisegruppe besondere Bäume abklappert, kann ich aus erster Hand von der Wirkkraft dieser besonderen Pflanzen berichten.

Die etwas wundersame, manchmal sogar geheimnisvolle und sagenumwitterte Kraft all dieser Pflanzen entfaltet sich aus der Bedeutung, die der Mensch ihr beimisst und die für ihn mit Ehrfurcht, Freude, Spannung oder einer anderen positiven Emotion verbunden ist.

4. Die Herzens- und Seelenebene

Diese Ebene entfaltet ihre Wirkkraft über die Botschaft des Herzens und der fließenden Liebe. Der Mensch muss die Pflanze weder kennen noch etwas über sie wissen. Er muss noch nicht einmal bewusst irgendeine Emotion hegen, sich mit der Pflanze verbunden fühlen oder der Pflanze sonst eine Bedeutung beimessen. All das ist unwichtig. Die Pflanzenbotschaft wirkt über die fließende Kraft des Daseins. Es ist die Ebene, auf der eine Art Herzenskommunikation stattfindet und die nicht beeinflussbar ist. Manche Menschen meinen, dass es die Ebene ist, auf der die Blumenelfen, Pflanzenengel und Feen wirken und das Herz des Menschen öffnen, um über den Fluss der Kommunikation Wirkkraft zu entfalten. Andere nennen es die schamanische Ebene, auf der sich der Schamane in Trance begibt, um die Heilkraft annehmen und nach außen zu bringen. Die Pflanzenenergie entfaltet sich auf der Herzensebene und stellt dabei nicht selten Hilfsgeister wie Krafttiere, Feen, Engel oder andere Pflanzengeister zur Verfügung, die die Botschaft überbringen. Es ist auch die Ebene, auf der alles Feinstoffliche wirkt, etwa die Homöopathie. Auf dieser Ebene wirkt der innere Glaube und nicht mehr der Verstand, es wirken die energetischen Felder eines fließenden, liebenden Austausches, die den Menschen berühren und wieder für Harmonie sorgen.

5. Die spirituelle Ebene

Auf dieser Ebene ist alles mit allem verbunden. Und alles ist eins. Mensch und Pflanze sind für kurze Momente eins miteinander. Das Pflanzenbewusstsein und das menschlichen Bewusstsein verschmelzen. In diesem Daseinsbereich der absoluten Einheit können manchmal Wunder geschehen, sodass es zu Spontanheilungen kommt. Beschreiben lässt sich diese Ebene nur schlecht, denn sie findet ganz ohne Fühlen, Glauben und Denken statt. Dem Menschen ist es auch nicht gegeben, diese Ebene längere Zeit voll und ganz auszukosten, dazu begrenzt uns unser menschlicher Körper. Einheitserlebnisse sind auf jeden Fall Momente der Gnade und ganz besondere Geschenke, die mit dem Verstand nicht zu fassen sind. Dennoch werden sie dem Menschen immer wieder gewährt, meistens verbunden mit einem Naturerlebnis. Und plötzlich ist dann die Gewissheit da, dass alles eins ist. Man selbst ist die Bäume, die Flüsse und das Meer. Man ist die Sonne, die Sterne und der Himmel und taucht ein in das göttliche Universum, in die gesamte Schöpfung.

Wer diese Gewissheit einmal bewusst erlebt hat, der wird die Welt mit anderen Augen sehen. Ab diesem Zeitpunkt wird nichts mehr sein wie es war, auch wenn man wieder ganz bei sich ist und der Alltag weitergeht.

Dieses Einheitsbewusstsein lässt sich allerdings nicht konkret herbeiführen oder erzwingen. Es kann sein, dass Sie es eines Tages während der Meditation erleben, vielleicht aber auch beim Spielen mit den Kindern, beim Kochen, beim Gärtnern, am Strand, während der Arbeit oder beim Shoppen in der Stadt. Es muss sich auch nicht auf eine Pflanze beziehen.

Im Yoga spricht man von Erleuchtung. Der Weg dahin wird durch das Praktizieren der Yogaübungen und der Meditation unterstützt. Ich selbst habe die Erfahrung gemacht, dass die Gewissheit der Einheit und das Verschmelzen mit allem überall erlebt werden kann, und zwar mit Menschen, Pflanzen, Tieren, Landschaften und allem Geschaffenen und Ungeschaffenen gleichermaßen. Es gibt keinerlei Beschränkungen und keine vorgefertigten Wege. Öffnen Sie einfach Ihr Herz und Ihren Geist, dann wird es irgendwie und irgendwann geschehen.

DIE RÄUCHERWIRKUNG

Was genau geschieht beim Räuchern? Es geht darum, die lebendige Wirkkraft, das Wesen oder den Geist der Pflanze von ihrem pflanzlichen Körper zu lösen, also von ihren materiellen Bestandteilen, von Zweigen, Blättern, Hölzern, Stängeln und Früchten. Nun kann über die Kraft der Elemente eine Transformation stattfinden. Die Erdkraft ist die Pflanze selbst. Ihre Lebendigkeit wird verschenkt. Die Wasserkraft wird über das Gefäß definiert und kann ein Teller, eine Schale, ein Kelch oder auch eine Vase sein. Die Feuerkraft wird über die Glut der Räucherkohle, das offene Feuer oder einem Teelicht symbolisiert. Und schließlich repräsentiert der Rauch die Luftkraft.

Das Räuchern ist also immer auch ein Verwandlungsprozess, der alle vier Elemente mit einbezieht. Zusammen mit Ihrer Räucherabsicht wird daraus eine ganzheitliche Arbeit und Wirkkraft. Die Wirkkraft der Pflanze stellt sich Ihnen auf allen Ebenen zur Verfügung, ob materiell, emotional, mythologisch, feinstofflich oder spirituell. Ihre Absicht und die Wirkkraft der Pflanze tragen zum Gelingen des Räuchervorgangs bei. Ihre Absicht kann durch das ganzheitliche Räuchererlebnis umgesetzt werden. Es zählt also nicht nur das Einatmen des Rauchs, sondern die Zusammenarbeit Ihrer Persönlichkeit mit der Wesenheit der Pflanze. Dann kann es zur ganzheitlichen Heilung, Veränderung, Verwandlung, Transformation kommen. Denn Sie räuchern ja deshalb, weil Sie etwas verändern möchten, um sich herauszulösen aus einer Seinsform in die nächste. Und sei es, um sich wohler zu fühlen als vorher. Das heißt, Sie verändern etwas am Status quo, Sie wechseln die Ebenen, Sie bewegen sich weiter, sie handeln aktiv und leiten eine Veränderung ein. Selbst wenn Sie nur aus Neugierde oder grundlos räuchern, so ist mit dieser Räucherung eine Erfahrung verbunden. Vielleicht ein A-ha-Effekt oder die Erkenntnis: War ja ganz nett. Auf jeden Fall hat sich etwas zu vorher verändert. Und diese Veränderung wird von Ihnen aktiv über das Räuchern herbeigeführt.

Soll also eine Räucherung erfolgreich sein, ist es wichtig, sich auf diesen Transformationsprozess einzulassen.

Das Räuchern dient also dazu, eine Veränderung zum Besseren herbei zu führen.

Wie kann das geschehen?

Vorher aber sollten wir die Frage klären, wie es zu Disharmonien, Krankheiten und Unwohlsein kommt.

Zum größten Teil steht sich der Mensch selbst im Weg. Auf der materiellen Ebene haben sich oftmals schlechte Gewohnheiten eingeschlichen, die den Körper schwächen oder ins Ungleichgewicht bringen. Dazu zählen nicht nur das Rauchen oder der Konsum von Drogen, sondern auch einseitige Ernährung, zu wenig Schlaf, zu wenig Bewegung und ein stressreiches Leben ohne Freude und Erfüllung.

Auf der emotionalen Ebene verweilen viele Menschen im Negativen. Sie fühlen sich schlecht, traurig, einsam, verlassen oder sind zornig, wütend, frustriert, enttäuscht und verbittert. Das äußert sich in entsprechenden Gedanken, Gedankenmustern, Wertvorstellungen und persönlichen Einstellungen dem Leben, sich selbst und der Umwelt gegenüber. Negative Gedanken überschwemmen pausenlos das Bewusstsein: »Das kann ich sowieso nicht, mir gelingt nichts, ich bin halt ein Pechvogel, das wird wieder nichts, es lohnt sich nicht, ich habe das immer schon so gemacht, so etwas macht mir Angst, ich will das nicht« sind nur Beispiele für die wiederkehrende Flut an Gedanken, die manchmal gar nicht bewusst ist.

All diese Gedankenstrukturen, negativen Gefühle und Lebensgewohnheiten setzen sich im Körper selbst, aber auch in der Aura des Menschen fest. Dort wirken sie als Muster der Disharmonie und bringen den Menschen ins Ungleichgewicht. Mit der Zeit kommt es zu Beschwerden, Problemen und Krankheiten. Auch das Umfeld reagiert wie ein Spiegel, sodass manches im Leben tatsächlich misslingt. Aura und Umfeld des Menschen sind also voll »negativer Energiefelder«, die sich im gesamten Leben manifestieren.

Jetzt setzt die Wirkkraft des Räucherns an. Zunächst reinigt der Rauch das menschliche Energiefeld. Er klärt die Atmosphäre rund um den Menschen und die menschliche Aura. Schließlich setzt er Impulse, schlechte Gewohnheiten aufzugeben und sich harmonischen Gedanken und Gefühlen zuzuwenden.

Allein über das Einatmen des Rauchs ist eine komplette Lebensveränderung allerdings nicht möglich! Dazu ist es notwendig, sich konstruktiv und bewusst mit seinen Gedankenmustern und Gefühlsstrukturen auseinanderzusetzen und eventuell professionelle Hilfe in Anspruch zu nehmen.

Ich selbst bin ein Mensch mit vielen Krankheiten und Beschwerden, daher weiß ich genau, wie viel Arbeit es bedeutet, nicht immer wieder niedergeschlagen zu sein. Je schmerzgeplagter man ist, desto schneller wirkt die Negativspirale, die alles nur noch schlimmer macht. In schmerzhaften Prozessen fällt es natürlich schwer, sich mit positiven Gedanken und Gefühlen »wieder aus dem Sumpf« zu befreien. Ich weiß, dass es manchmal eine echte Herausforderung ist, vor allem, wenn man unter starken Schmerzen leidet.

Dennoch setzt das Räuchern Impulse, sodass es über einen Funken an Wohlgefühl wieder möglich ist, wenigstens einen einzigen positiven Gedanken zu fassen! Ich spreche hier aus meiner eigenen Erfahrung.

DAS RÄUCHERN ALS THERAPEUTISCHE BEGLEITUNG

Versuchen Sie bitte nie, mit dem Räuchern eine Therapie zu ersetzen! Räuchern sollte stets therapiebegleitend sein. Dies gilt für das Räuchern, aber auch für jede andere rein geistige, feinstoffliche oder auch grobstoffliche Heilweise. Ich selbst habe eine schamanische Ausbildung und kann deshalb zum Teil viele negative Energiefelder bei meinen Patienten und Klienten wahrnehmen. Mein Mann ist schulmedizinischer Frauenarzt. Und so erhalten wir oft Einblick in die unterschiedlichsten Krankheiten und Beschwerdebilder. Unsere Erfahrung aber besagt, dass die eine Form der Medizin ohne die andere nicht auskommt. Die Chancen auf Heilung sind dann am größten, wenn alle Bereiche mit eingeschlossen werden. Das gilt für die Allopathie, für die Homöopathie, für die Psychotherapie, für die Naturheilkunde und jede andere therapeutische Heilweise.

Ich kann bei einer Kinderwunschpatientin noch so wundervolle schamanische Heilrituale durchführen, wenn sie sich keiner klassisch-medizinischen Sterilitätsbehandlung unterzieht, liegt ihre Chance auf ein eigenes Kind bei Null, wenn sie oder ihr Partner schwerwiegende Fruchtbarkeitsprobleme haben. Anders sieht es aus bei einem Paar, das vollkommen gesund ist und bei dem die Seele den Kinderwunsch torpediert. Doch auch in diesem Fall kann ich mit einem schamanischen Räucherritual alleine nichts erreichen, wenn die Gedankenmuster, die Gewohnheiten und die Gefühlswelt nicht ebenso behandelt werden.

Zu einer gesamttherapeutischen Behandlung gehören deshalb immer alle Aspekte der therapeutischen Möglichkeiten, die auf der materiellen, also körperlichen Ebene, auf der emotionalen und auf der geistigen Ebene ansetzen.

TRANSFORMATIONS- UND REINIGUNGSPROZESSE

Das Räuchern hilft bei allen Reinigungs- und Transformationsprozessen, um vom unheilvollen, disharmonischen Zustand in einen heilvollen Zustand voller Wohlbefinden, Gesundheit und Harmonie zu gelangen. Die Hauptkraft des Räucherns liegt also darin, heilvolle Veränderungen zu bewirken und auf energetische Felder einzuwirken. Nicht umsonst räucherten unsere Vorfahren, die Kelten und Germanen, um den Geist zu klären, die Atmosphäre und die Aura zu reinigen. Zudem benutzten sie den Rauch, um ihre Gedankenkraft zu verstärken, leider manchmal auch ins Negative, nämlich dann, wenn Flüche oder ein Bann ausgesprochen wurden. So lasten auch noch heute auf vielen Menschen über Generationen hinweg wirksame Verwünschungen, die selbst im Zeitalter von

Internet und Hightech ihre unguten Energien noch nicht verloren haben.

Als feinfühliger, ja beinahe hellfühliger Mensch bemerke ich oft, wenn in Räumen solch ungute Energien zu spüren sind. Sie können von einem streitsüchtigen Vormieter, von Unstimmigkeiten beim Hausbau oder vom Grundstück selbst stammen. Viele Grundstücke befinden sich auf Wasseradern, auf besonderen Ritualplätzen unserer Vorfahren, auf einst kriegerischem Gebiet oder auf irgendeinem »verseuchten« Gelände, sei es durch moderne Giftstoffe oder historisch negative Ereignisse.

Noch gut erinnere ich mich an das Haus eines lieben Freundes, der ebenfalls sehr feinfühlig ist. Im oberen Stockwerk war eine ungute Energie zu spüren, die dafür sorgte, dass man sich dort nicht mehr wohlfühlte. Nach mehrmaligem Nachspüren und schamanischer Visionsarbeit »entdeckte« ich die Energie eines betrügerischen Mannes. Auf meine Auskunft erinnerte sich mein Freund daran, dass vor langer Zeit, als er noch ein Kind war, die Grundstücke von einem betrügerischen Makler angeboten worden waren. Dieser Makler hatte viele Menschen um ihr Geld betrogen und sich dann ins Ausland abgesetzt. Nun war ein Teil seines Energiefeldes noch zu spüren, erstaunlicherweise aber auch eine Art von Bedauern und Reue. Für mich war damit mein Handeln klar. Erst sollten die Räume ausgeräuchert werden, dann war es an der Zeit, der Seele dieses schon längst gestorbenen Mannes zu vergeben und somit Frieden für alle einkehren zu lassen. Mein Freund und ich wiederholten das Räuchern einige Male, um alle bewussten und unbewussten negativen Energien, Gedanken und Gefühle, die in seinem Haus weilten (auch zum Teil von ihm selbst verursacht durch Frust und Enttäuschung) gelöst werden konnten.

Dieses Beispiel zeigt deutlich, dass es vor allem die feinstoffliche Arbeit ist, die das Räuchern so wichtig macht und dass Reinigung und Transformation die hauptsächlichen Anwendungsbereiche sind.

Wie Sie in meinem letzten Beispiel lesen konnten, ist unsere offensichtliche Welt leider oft gar nicht so offensichtlich. Hinter der Welt des Greifbaren liegen die Ebenen der Gedanken und Gefühle, all das Seelische und Geistige. Gedanken und Emotionen sind energetische Felder, die nicht »angefasst« werden können. Und doch weiß jeder, dass sie existieren und höchstens mit einem Elektroenzephalogramm, einem EEG (Gehirnstrommesser), als wellenförmige Kurven sichtbar gemacht werden können.

Intensive und sehr innige oder starke Gedanken und Emotionen entwickeln irgendwann ein Eigenleben. Ihre Wirkkraft bleibt als Energiefeld im Raum haften oder setzt sich im menschlichen Energiefeld, in der Aura, fest. Da Energie nicht zerstört, sondern nur transformiert werden kann, bleibt ein für den Menschen negatives Energiefeld über die Zeiten hinweg bestehen (ein Energiefeld ist eigentlich immer neutral, aber die Auswirkungen auf den Menschen können negativ sein, warum es dann negatives Energiefeld genannt wird). Das heißt, dass feinfühlige Menschen manchmal bewusst oder unbewusst »Dinge« oder einfach Energiefelder wahrnehmen, die nichts mit der Gegenwart zu tun haben müssen. So etwas erlebte ich während meines Kroatienurlaubs vor einigen Jahren. In der Luft hing sozusagen das ganze Elend des vergangenen Kriegs. Vor allem nachts spürte ich eine erdrückende Schwere und Traurigkeit um mich. Da ich damals kein Räuchermaterial mit in den Urlaub genommen hatte, blieb mir nichts anderes übrig, als um Frieden und Harmonie für alle zu beten.

Das Räuchern dient deshalb der täglichen Seelenhygiene und unterstützt alle anderen Reinigungs- und Veränderungsmaßnahmen oder therapeutischen Behandlungen.

Während ich diese Worte schreibe, sitze ich in meinem Hotelzimmer auf Fuerteventura. Ich habe Räucherstäbchen dabei, die meinen Geist klären, mein Urlaubsland begrüßen und mich vor unliebsamer Anmache schützen, zumal ich alleine ohne meine

Großfamilie verreist bin. Mein Schutzritual wirkt auf jeden Fall: Keiner nimmt mich wahr, ich bin sozusagen unsichtbar und kann in Ruhe meinen Urlaub genießen. Ich habe aber auch schon anderes erlebt, als ich mich fast schon mit der »Fliegenklatsche« zur Wehr setzen musste. Seit ich aktiv räuchere, macht sich der Tarnkappeneffekt wunderbar schützend bemerkbar.

WISSENSWERTES ÜBER DAS PRAKTISCHE RÄUCHERN

Was benötigen Sie zum Räuchern? Wie wird es gemacht? Und was müssen Sie dabei beachten? In diesem Kapitel erfahren Sie alles über das praktische Räuchern.

EINFACHE RÄUCHERUTENSILIEN

Räuchern ist nicht schwer. Und für Ihre ersten Versuche haben Sie eigentlich alles im Haus. Schauen Sie in Ihren Küchenschubladen und Küchenschränken nach. Dort finden Sie sicherlich ein Teelicht, ein Stabfeuerzeug, ein kleines Küchen- oder Teesieb und eine etwas höhere Vase, ein größeres Gurken- oder Einmachglas oder ein hohes Bonbonglas. Dann öffnen Sie Ihren Gewürzschrank und Ihre Küchenschränke. Haben Sie eine Vanilleschote im Haus? Oder Basilikum auf der Fensterbank? Gibt es Lavendel in Ihrem Garten? Bestimmt haben Sie Kaffeebohnen im Haus, eine Müslimischung und Teebeutel, darüber hinaus Pfefferkörner, Wacholderbeeren oder Lorbeerblätter. Vielleicht haben Sie zusätzlich Kamillenblüten für einen Tee im Schrank, Rosmarin als ganzes Gewürz oder andere Gewürze zum Kochen, die nicht pulverisiert sind.

Nun – dann kann es eigentlich schon losgehen: Sie geben etwa einen Teelöffel des Gewürzes in das feinmaschige Sieb, stellen das Teelicht in die Vase oder das Glas, zünden den Docht mit dem Stabfeuerzeug an und legen das gefüllte Sieb über die Vase oder das Glas.

Jetzt kann die Flamme des Teelichts das Gewürz erreichen und langsam entzünden.

Bei dieser sehr einfachen Art des Räucherns entsteht nur wenig Rauch. Das Aroma Ihres Gewürzes verbreitet sich ganz fein und zart im Raum. Als modernes Räuchern – vor allem auch im Winter innerhalb von geschlossenen Räumen – ist diese Art immer empfehlenswert. Ich räuchere fast ausschließlich so.

Je höher die Vase oder das Glas, desto feiner die Rauchentwicklung, da die Hitze der Flamme des Teelichts erst einmal eine bestimmte Entfernung zurücklegen muss und Ihre Gewürze sehr schonend geräuchert werden. Die aromatische Entfaltung der Wirkkraft Ihrer Gewürze ist demnach ebenso fein und zart. Mit einem Löffel können Sie im Sieb herumrühren, falls es ein wenig angebrannt riecht. So verteilt sich der Duft ideal.

Viele Menschen glauben, man könne nur mit exotischen Harzen und Hölzern räuchern, die in teuer angeschafften Räucherschalen angezündet werden müssen. Dem ist nicht so! Lassen Sie sich nicht zum unnötigen Konsum verführen! Probieren Sie das Naheliegende zuerst, bevor Sie eine Menge Geld investieren.

Beachten Sie bitte beim Räuchern mit einem Sieb, dass die Harze beim Verräuchern verkleben. Entweder Sie legen Alufolie unter das Harz oder räuchern ohne Sieb.

WEITERE RÄUCHERUTENSILIEN

Gibt es in Ihrem Haushalt eine Aromalampe? Auch die können Sie herrlich zum Räuchern verwenden. Die Entfernung von Teelicht zur aufliegenden Schale ist nicht ganz so weit, dafür muss die Hitze der Flamme erst einmal die gesamte Schale durchdringen.

Auch bei dieser Art des Räucherns ist die aromatische Entfaltung der Wirkstoffe der Pflanze sehr zart und fein, es gibt nur eine leichte Rauchentwicklung. Ab und zu sollten Sie mit einem Löffel umrühren. Bei der Verwendung von Harzen gilt dasselbe wie bei der Siebräucherung. Legen Sie eine Alufolie unter das Harz.

Eine weitere Möglichkeit des Räucherns ist mit einer Schale oder einem Teller aus Keramik, Steingut oder Porzellan. Von Metallkesseln oder Metallschalen rate ich ab. Sie können sehr heiß werden, die Inhaltstoffe der Schale sich mit dem Rauch vermischen.

Für das Räuchern mit einer Schale oder einem Teller benötigen Sie Räucherkohle und etwas Sand oder notfalls auch lockere Blumenerde. Sand erhalten Sie in Dekorationsgeschäften, im Baumarkt, selbstverständlich am Strand (wenn Sie dort wohnen oder ein wenig Sand aus dem Urlaub mitbringen), im Räucherfachhandel oder auf einer Sandbank im Wald oder in einer Kiesgrube. Auch auf großen Kinderspielplätzen können Sie ein wenig Sand abzweigen, wenn genügend vorhanden und der Sand nicht verunreinigt ist.

Die Räucherkohle muss im Fachhandel für Räucherware gekauft werden. Sie ist selbstentzündend und unkompliziert in der Handhabung. Es gibt größere und kleinere Räucherkohle in Tablettenform, meist als Rolle zu fünf oder zehn Stück.

Füllen Sie den Teller oder die Schale mit ein wenig Sand oder lockerer Blumenerde und legen Sie die Räucherkohle auf den Sand oder die Erde.

Entzünden Sie die Räucherkohle mit einem Feuerzeug oder einem Streichholz und legen Sie einen Teelöffel Ihrer Gewürze auf die Glut der Kohle. Harze können direkt aufgelegt werden.

Bei dieser Methode ist die Rauchentwicklung stark. Sie sollten also dringend lüften!

Ich verwende diese Art der Räucherung vorwiegend im Freien, aber das bleibt ganz Ihnen überlassen. Gehen Sie auf jeden Fall beim Räuchern auf Nummer Sicher, das heißt, dass Sie die Schale oder den Teller auf einen geeigneten Untergrund stellen, eventuell auf einen hitzebeständigen Untersetzer.

Für größere Räucherrituale, bei denen die Schale in die Hand genommen und eventuell weitergereicht wird, eignet sich eine Schale in Form eines Kelchs mit einem größeren Fuß. Achten Sie stets bei allen Schalen und Tellern darauf, dass sie standfest sind. Außerdem sollte Ihre Schale oder Ihr Teller beim Heißwerden keine Schadstoffe abgeben. Die Lasur sollte also blei- und kadmiumfrei sein. Das ist bei heimischer Töpferware der Fall.

Eine weitere Möglichkeit des Räucherns ist es, gebündelte Pflanzen, die getrocknet worden sind, direkt anzuzünden. Im Fachhandel gibt zum Beispiel gebundenen Salbei zum Ausräuchern von Räumen. Achten Sie auf den Funkenflug! Die Bündel sind oftmals so groß, dass sie mehrmals verwendet werden können. Ist Ihr Räucherritual beendet, wird das Bündel kurz unter fließendem Wasser gelöscht.

Haben Sie einen offenen Kamin oder einen Feuertopf auf der Terrasse oder im Garten? Das ist die ursprünglichste Art des Räucherns und macht besonders viel Freude. Sie streuen Ihre Kräuter und Gewürze einfach in die offene Glut. Der Blick ins Feuer beruhigt ungemein und verbindet Sie mit den ursprünglichen Kräften der Erde und der Elemente.

Die Anschaffung eines Feuertopfs lohnt sich ohnehin, wenn Sie einen Garten oder eine große Terrasse besitzen. Während lauschiger Sommerabende ist ein offenes Feuer ein ganz besonderer Genuss. Auf manchen Feuertöpfen lässt sich sogar ein Grillrost legen. Aber auch hier gilt: Achtung Funkenflug!

WENN ES RAUCHT

Lassen Sie Ihr Räucherwerk nie unbeaufsichtigt! Das bedeutet, dass Sie sich für das Räuchern stets Zeit nehmen sollten. Den Räucherteller anzünden und dann verschwinden – das geht nicht! Auch wenn Sie in der Aromalampe räuchern und sich kaum sichtbarer Rauch bildet, müssen Sie stets anwesend sein. Gut ist es, wenn Sie hin und wieder Ihr Räucherwerk mit einem Löffel umdrehen, damit es nicht verbrannt riecht. Den entstehenden Rauch können Sie mit einem Fächer, einer Feder oder ganz einfach mit wedelnden Händen im Raum verbreiten, oder Sie tragen das Räuchergefäß vorsichtig durch das Zimmer.

Ich selbst habe jahrelang die aromatischen Düfte mit den Händen im Raum verteilt, bis mir eines Tages ein ganz besonderes Geschenk zuteil wurde: Ich wohne nicht weit von Wiesen und Feldern und laufe im Frühjahr und im Sommer öfter mal kurz in die Natur hinaus, um mich dort zu erholen. Dabei komme ich auch immer an den Waldrand, und da wir sehr viele Reiterhöfe in der unmittelbaren Umgebung haben, treffe ich auch immer auf Pferde, die auf ihren Koppeln weiden. Zwei der Pferde kenne ich schon sehr gut und begrüße sie stets mit fröhlichem Rufen. Einmal nun kam ich mit dem Fahrrad, sprang vor der Koppel ab und rief den beiden Pferden mein Hallo zu. In diesem Moment flog aus den Bäumen am Wegesrand ein riesiger Raubvogel auf, der einen wilden Schrei ausstieß, sich in die Lüfte erhob und mir dabei eine wunderschöne Feder hinterließ. Da ich mich mit Raubvögeln nicht auskenne, weiß ich bis heute nicht, ob es ein Bussard, ein Falke oder ein anderes Tier war. Aber seitdem begleitet mich die Feder beim Räuchern, und ich bin stolz auf dieses herrliche Geschenk der Natur. So passt nun alles, denn ich räuchere fast ausschließlich mit heimischen Kräutern und habe nun eine heimische Feder zur Seite. Das Naheliegende ist immer das Beste!

Was Sie alles benötigen im Überblick

Für das einfache Räuchern mit wenig Rauchentwicklung:

- eine Aromalampe
- eine Vase beziehungsweise ein höheres Glasgefäß
- Teelichter
- ein Streichholz oder Feuerzeug, am besten ein Stabfeuerzeug
- ein feinmaschiges, kleines Sieb
- einen Löffel zum Undrehen und Umrühren der Räucherstoffe
- Räucherstoffe
- eventuell Alufolie als Unterlage für Harze
- eventuell einen Fächer, eine Feder, ein Tuch oder die Hände zum Verwedeln des Aromas

Für das aufwändigere Räuchern mit mehr Rauchentwicklung:

- einen Teller, eine Schale oder eine Schale mit Standbein (einen Räucherkelch)
- Sand oder lockere Blumenerde
- Räucherkohletabletten
- ein Streichholz oder Feuerzeug zum Entzünden der Räucherkohle
- Räucherstoffe
- eventuell einen Fächer, eine Feder, ein Tuch oder die Hände zum Verwedeln des Rauchs
- eventuell einen hitzebeständigen Untersetzer

DER GEBRAUCH EINES MÖRSERS

Ich muss gestehen: Ich habe noch nie einen Mörser zum Zerkleinern der Räucherware benötigt. Wozu habe ich geschickte Hände und allerlei Küchenutensilien? Dennoch möchte ich auf den Mörser hinweisen. Er dient nicht nur der Zerkleinerung, sondern vermischt die Räucherstoffe miteinander, wenn Sie mehrere verwenden. So kann sich das Aroma erst richtig gut entfalten.

Ich zerkleinere die Kräuter am liebsten mit den Händen, weil ich ein Mensch bin, der den direkten taktilen Kontakt liebt. Mir würde auch nie im Leben einfallen, meine Gartenpflanzen mit Handschuhen einzupflanzen. Lieber habe ich hinterher zerkratzte Hände und erdige Finger. Mit Räucherstoffen gehe ich ebenso direkt um. Sie werden berührt und liebevoll gezupft, gerupft und zusammengeknetet. Pulverisiert sollte die Räucherware sowieso nie sein. Und viele Kräuter liegen ja schon in kleinster Form vor.

TIPPS RUND UM DIE RÄUCHERKOHLE

Wenn Sie zum ersten Mal Räucherkohle verwenden, kann es sein, dass Sie sich nicht trauen, die Kohle direkt anzufassen. Nur Mut! Das bisschen »Schwarz« auf den Fingern können Sie hinterher gut abwaschen. Wichtig ist, dass Sie Ihre Räucherkohle stets trocken lagern. Feuchte Räucherkohle brennt nicht mehr richtig und geht eventuell immer wieder aus.

Zum Anzünden können Sie die Räucherkohle mit einer größeren Pinzette (bei mir ist es eine ausrangierte Spaghettizange) über den mit Sand oder Erde gefüllten Teller halten, dann anzünden und warten, bis das Zischen und Knistern beendet ist. Es beginnt zu rauchen, manchmal funkelt oder glüht die Kohle auch. Legen Sie die Kohle dann auf Sand oder Erde und geben Sie die Kräuter direkt auf die Kohle.

DER GEEIGNETE ORT ZUM RÄUCHERN

Von der Höhle zum Hochhaus war es ein langer Weg der Menschheitsentwicklung. Das Leben der Urmenschen kann deshalb nicht mehr verglichen werden mit dem Leben des modernen Menschen und seinem heutigen Lebensstandard. Der moderne Mensch der nördlichen Hemisphäre lebt nun einmal nicht mehr draußen am offenen Feuer. Er lebt auch nicht in Hütten, Jurten oder Zelten. Meistens lebt er in winzig kleinen Wohnungen, oftmals sogar ohne Balkon.

Der beste Ort zum Räuchern ist immer draußen! Es sei denn, dass Räume ausgeräuchert werden müssen. Leider liegen die Außentemperaturen in unseren Breitengraden mindestens sechs bis sieben Monate im Jahr so, dass ein sinnvolles Räuchern im Freien kaum in Frage kommt. Es ist einfach zu kalt und zu nass draußen. Vom Räuchern fürs Wohlbefinden kann da nicht mehr die Rede sein.

Was ist zu tun?

Tatsache ist, dass niemand mehr wirklich an die alten Traditionen anknüpfen kann. Was vorbei ist, ist vorbei. Die Zeiten haben sich geändert. Deshalb ist es notwendig, das Räuchern an die Lebensbedingungen des modernen Menschen anzupassen, ohne dabei an Ursprünglichkeit einzubüßen. Möglich wird das durch das sanfte Räuchern in der Aromalampe oder über dem Sieb. Die Räucherung mit dem Teelicht ist aus meiner Erfahrung ideal für einen modernen Haushalt, Sie können damit jederzeit auch drinnen räuchern: im Wohnzimmer, im Schlafzimmer, in der Küche, im Kinderzimmer, im Bad, im Arbeitszimmer und auf der Toilette, also an allen erdenklichen Orten Ihres Heims.

DIE BEDEUTUNG DES LÜFTENS UND DER RÄUCHERZEITEN

Gelüftet werden muss immer, wenn Sie drinnen räuchern, auch beim sanften Räuchern mit der Aromalampe oder dem Sieb. Beim Lüften kommt frische Energie ins Haus, alles »Alte« kann sich auflösen und wird zum Fenster herausgelassen.

Wenn Sie Räume mit Kräuterbüscheln räuchern, um negative Energiefelder zu vertreiben, sollte sowieso jedes Fenster geöffnet sein. Seien Sie dennoch stets auf der Hut wegen des Funkenflugs.

Vermeiden Sie auf jeden Fall nächtliche Räucherorgien. Denken Sie dabei auch an Ihre Nachbarn! In einer Gesellschaft, in der die Menschen so eng aufeinander leben, sollten Sie das Räuchern auf Balkon oder Terrasse in eine Zeit legen, in der niemand gestört werden kann. Dasselbe gilt für das rauchintensive Räuchern der Räume, wenn der Rauch aus Ihren Fenstern in die Nachbarfenster strömt. Geruchsbelästigung kann genauso zu Streitereien zwischen Nachbarn führen wie Lärm und Krach!

Noch gut erinnere ich mich, wie ich auf unserer Terrasse Weihrauch räucherte. Ich hatte den Teller mit der Räucherkohle und dem Weihrauch-Harz auf unseren Gartentisch gestellt und lag meditierend im Liegestuhl. Mein Mann kam ganz entsetzt nach Hause und meinte, in unserer Straße würde es stinken wie in einer Räucherhöhle. Die Leute würden schon ganz entsetzt die Nasen rümpfen. Bei »Doktors« würde es jetzt »komisch zugehen«. Seitdem bin ich sehr vorsichtig mit stark riechendem Räucherwerk. Man muss ja die Menschen nicht absichtlich vor den Kopf stoßen.

RÄUCHERN IM FREIEN

Beim Räuchern im Freien sind nicht nur die Nachbarn zu bedenken. Wenn Sie keinen eigenen, uneinsehbaren Garten haben, suchen Sie Orte auf, an denen Sie ungestört sein können. Lästige Gaffer bei einem Räucherritual können die ganze Stimmung zerstören. Sie fühlen sich unter Umständen gehemmt und können Ihr Ritual nicht mit der geplanten Feierlichkeit ausführen. Sind Sie in Ihrem Heimatort so bekannt wie ein bunter Hund, ist es sinnlos, sich dem Gerede der Menschen auszusetzen, falls Sie zuvor ein eher konservativer, zurückhaltender Mensch waren und plötzlich irgendein für die Menschen dubios anzuschauendes Räucherritual ausführen. Selbst wenn Sie ausschließlich meditierend vor einem Suppenteller sitzen, aus dem Ihre Kräutermischung dampft, ist es für Zuschauer eher peinlich, Sie so intim zu erleben. Verlassene Plätze sind selten, schon gar, wenn man in der Großstadt lebt. Meiden Sie auf jeden Fall Kinderspielplätze, öffentliche Parks, Anlagen und bekannte Ausflugsziele.

Vielleicht kennen Sie ja einen lieben, selbst am Räuchern interessierten Menschen, der einen uneinsehbaren Garten hat und führen gemeinsam mit ihm Ihre Räucherrituale aus. Besonders schön ist es, mitten in der Natur direkt über einem Lagerfeuer zu räuchern. Aber auch dafür müssen Sie einen geeigneten Platz entdecken, eventuell am Waldrand oder auf öffentlichen Grillplätzen. Wenn es nämlich schon ein offenes Feuer gibt, ist es nicht mehr ungewöhnlich, wenn Sie über diesem Feuer nicht nur grillen, sondern auch räuchern und unbemerkt ein paar Kräutlein hineinwerfen.

Es lohnt sich also, sich auf die Suche nach einem geeigneten Platz zu machen. Diese Suche kann natürlich eine Weile in Anspruch nehmen, wird Sie aber auf jeden Fall ein wenig näher zu sich selbst bringen. Schließlich gilt es, aus den gegebenen Umständen des modernen Lebens das Beste zu machen.

IN SEHR KLEINEN RÄUMEN RÄUCHERN

Kleine Räume sind eigentlich keine idealen Orte zum Räuchern. Der Rauch kann Ihnen dort regelrecht die Luft rauben. In kleinen Räumen sollten Sie ausschließlich mit der Aromalampe arbeiten. Selbst das Räuchern mit Sieb kann manchmal schon zuviel sein. Hilfreich ist es, wenn Sie mit dem Räuchergefäß nur kurz durch den Raum gehen. Zur Lufterfrischung von Toiletten ist das gut geeignet, auch für alle Räume ohne Fenster.

Weniger ist immer mehr beim Räuchern – vor allem bei kleinen Räumen.

DER BALANCE-AKT ZWISCHEN TRADITION UND MODERNE

An dieser Stelle möchte ich noch einmal auf das Dilemma mit den ursprünglichen Räuchermethoden und dem modernen Leben eingehen. Ich habe allzu oft erlebt – und habe es selbst auch lange Zeit so gehandhabt –, dass sich der moderne Mensch zurücksehnt nach traditionellen Wurzeln. Er flüchtet sich gern in die Traditionen anderer Kulturen und Religionen und missachtet das Leben im Hier und Jetzt. Da werden indianische Räucherrituale praktiziert, buddhistische Altäre aufgebaut und Räucherfeste gefeiert, die mit dem eigenen Selbst, dem heutigen Leben und den Herausforderungen des Alltags und der Alltagswelt nichts zu tun haben. Wem soll es dienen, wenn man sich in eine Scheinwelt flüchtet und meint, Heil und Segen im Praktizieren »fremder Räucherrituale« zu finden? Ich weiß, dass die Verlockung groß ist, sich exotischer Räucherstoffe und Räucherrituale zu bedienen. Aber wo bleibt dabei das aktuelle Leben, das eben im Hier und Jetzt stattfindet und nicht in der Hütte im Himalaja oder im Zelt der nordamerikanischen Indianer?

Wie wäre es stattdessen, die eigene Stärke zu entwickeln und Räucherwerk einzusetzen, das direkt mit dem eigenen Leben zu tun hat? Das bedeutet, eigene Rituale zu kreieren, die dem modernen Leben Stabilität verleihen. Und das bedeutet auch, das Räucherwerk zu benutzen, das der eigene Garten, Wald, Feld, Wiese und Supermarkt hergibt. Ich weiß, dass das oftmals gar nicht so einfach ist, weil es so bequem ist, sich der asiatischen oder indianischen Räuchermaterialien zu bedienen, schließlich gibt es den Handel mit kostbaren exotischen Harzen, Hölzern und Pflanzen schon seit vielen Jahrhunderten. Das stimmt auch alles. Und es spricht auch nichts dagegen, die exotischen Räuchermaterialien zu nutzen und mit den heimischen zu mischen. Aber es stärkt Ihr Leben, wenn Sie Ihren eigenen Weg gehen.

Da meine eigene Familie unterschiedliche traditionelle Wurzeln hat, könnte ich mich all diesen Traditionen zuwenden. So hatte ich zum Beispiel eine mongolische Urgroßmutter. Doch ich muss mich in meinem heutigen Leben zurecht finden. Ich lebe weder in der Mongolei in einer Jurte, noch sind mir die mongolischen Schamanenrituale vertraut. Stattdessen mache ich meine eigenen Erfahrungen und praktiziere eine moderne Schamanenvariante in einer Welt, aus der der Computer, das Auto, die Zentralheizung und der I-Pod nicht mehr wegzudenken sind.

Schnuppern Sie deshalb ruhig einmal in die Gepflogenheiten anderer Kulturen herein, aber machen Sie sie nicht zu einem Dogma. Ich möchte Sie ermutigen, sich selbst auf die Suche zu machen nach einer pragmatischen Räucheridee. Impulse dafür erhalten Sie auf jeden Fall in diesem Buch.

WAS ALLES GERÄUCHERT WERDEN KANN

Seien Sie gewiss, dass Sie fast alles räuchern können. Nur giftige Pflanzen sollten nicht geräuchert werden. Alles, was Ihr Küchenschrank an Gewürzen, Kräutern und Früchten hergibt, kann auch geräuchert werden. Außerdem stimmt es nicht, dass nur Getrocknetes geräuchert werden kann. Frische Kräuter und Früchte gehören allerdings nicht auf Räucherkohle, es könnte ein unangenehmer Qualm entstehen. Bei der schonenden Räucherung mit der Aromalampe können Sie hingegen wirklich alles räuchern. Ganz besonders liebe ich zum Beispiel frische Früchte. Apfelstücke, Himbeeren, Erdbeeren, Ananas, Kiwischeiben, Zitronenstücke, Orangenstücke und alles, was im Supermarkt so an Früchten erhältlich ist. Sie zerkleinern die Frucht, legen diese Fruchtscheibchen oder Fruchtstückchen direkt auf die Schale der Aromalampe und zünden das Teelicht an. Voila!

Schon bald wird ein himmlischer Duft an geräucherten Früchten durchs Haus ziehen. Es riecht nach Bratapfel und heißen Himbeeren, nach süßer Banane, frischer Zitrone oder kraftvollen Pfirsichen. Besonders herrlich ist, dass sich der Saft des Fruchtfleisches auf der Schale ausbreitet und ebenso duftet. Ganz sanft nur steigt feiner Rauch auf. Oh, wie liebe ich diese Art des Räucherns!

Haben Sie schon einmal einen Teebeutel geöffnet? Dann wird es aber Zeit. Der Inhalt von Teebeuteln oder von Teemischungen (ohne naturidentische Aromastoffe oder Zusätze) kann himmlischen Rauch entwickeln. Oft liebe ich das Geruchserlebnis mehr als das Geschmackserlebnis. Das heißt, den Tee als Rauch zu riechen macht mir mehr Freude als ihn zu trinken.

Hier meine Lieblingsräucherstoffe auf einen Blick

- alle frischen Früchte auf der Aromalampe
- getrocknete Früchte aus Müslipackungen oder Knabbertüten
- Getreidekörner, zum Beispiel Haferflocken
- Rosinen
- getrocknete Cranberrys
- ganze Kaffeebohnen
- Kokosflocken oder Kokosscheiben
- frischer, blühender Lavendel aus dem Garten oder dem Topf
- eine zerschnittene Vanilleschote
- klein geschnittene Zimtstangen
- Gewürznelken
- Sternais
- Pfefferkörner
- Wacholderbeeren

- frischer Paprika auf der Aromalampe
- frische Cocktailtomaten auf der Aromalampe
- Teemischungen (pulverisiert aus dem Teebeutel auf der Aromalampe, ansonsten im Sieb)
- Fenchel, Anis, Koriander, Kamille als Gewürz- oder Teemischungen
- zerstoßene Nüsse, Sesamsamen, Körnermischungen
- frische Rosenblüten aus dem Garten in der Aromalampe
- Tannennadeln
- frischer Rosmarin aus dem Garten oder dem Topf in der Aromalampe
- andere getrocknete Gewürze aus dem Supermarkt wie zum Beispiel Safran, Kümmel, Basilikum, Oregano, Majoran und Ingwer
- frischer Ingwer in der Aromalampe
- frisches Gemüse aus dem Supermarkt in der Aromalampe
- Blüten aus dem Garten in der Aromalampe (zum Beispiel Ringelblume, Jasmin, Veilchen, Gänseblümchen, Löwenzahn, Kirschblüten, Apfelblüten)

WO SIE IHRE RÄUCHERSTOFFE BEKOMMEN

Eine ganz moderne Quelle für Räucherstoffe ist ein gut sortierter Supermarkt. Große Supermärkte bieten hervorragende Gewürzregale, in denen Sie wirklich fast alles bekommen können, und das zu humanen Preisen. Schlendern Sie doch einmal ganz gemütlich durch das Geschäft, schauen Sie ins Gewürzregal, in die Tee- und Kaffeeabteilung und vor allem in die Frischeabteilung. Dort finden Sie nicht nur zahlreiche Obst- und Gemüsesorten, sondern auch oftmals Kräuter im Topf wie Basilikum, Salbei, Beifuß, Dill, Estragon, Schnittlauch, Petersilie, Rosmarin und vieles mehr.

Als nächstes sehen Sie im Müsliregal nach und dann bei allen Trockenfrüchten, Körnern und Nüssen. Große Supermärkte haben oft eine gut sortierte Bio- und Naturkostabteilung. Auch dort werden Sie so einiges finden, etwa Amaranth. Bioläden und Reformhäuser sind ebenso Quellen für Räuchermaterialien. Vor allem gibt es dort herrliche Teemischungen, die auf jeden Fall frei von Pestiziden und Zusatzstoffen oder Fremdaromen sind. Auch wunderbare Gewürzmischungen können Sie dort erhalten.

Eine weitere Möglichkeit, Ihre Räucherstoffe zu bekommen, ist ein Besuch auf einem Wochenmarkt oder in einer Gärtnerei. Dort gibt es zum Beispiel neben all den Gewürzpflanzen im Topf auch andere Topfpflanzen wie zum Beispiel Lavendel, Rosen, Chilis, Melisse, Minze oder lose Tannenzweige.

Hölzer, Harze, exotische Pflanzen und manche Kräuter erhalten Sie ausschließlich im Räucherfachhandel, meistens sind das esoterische Läden. Aber auch viele Naturkostläden oder Reformhäuser führen mittlerweile ein kleines Sortiment an spezieller Räucherware.

Blätter von heimischen Bäumen müssen selbst gepflückt werden. Besorgen Sie sich ein Bestimmungsbuch und gehen Sie im Wald und auf Feldern und Wiesen spazieren. Auch einige wild wachsende Kräuter und Pflanzen müssen selbst gepflückt werden, es sei denn, dass sich eine Gärtnerei oder ein Biobauernhof in Ihrer Nähe auf den Verkauf solcher Kräuter spezialisiert hat.

Was vor und nach dem Räuchern noch zu beachten ist

- Nehmen Sie sich Zeit für das Räuchern.
- Lassen Sie Ihr Räucherwerk nie unbeaufsichtigt.
- Stellen Sie Ihr Räucherwerk frei auf, sodass keine Wände, Teppiche, Bilder, Fotos, Gardinen, Vorhänge oder andere Gegenstände in der Nähe sind und stellen Sie die Räucherschale auf einen feuerfesten Untersetzer.
- Manches Räucherwerk kann beim Anzünden wegspritzen. Das gilt vor allem für Harze und Hölzer von Nadelbäumen.
- Rühren oder drehen Sie ab und zu vorsichtig Ihr Räucherwerk um, damit nichts anbrennt.
- Achten Sie auf Funkenflug! Beim Räuchern besteht auch immer

Brandgefahr, ob Sie mit einer Kerze oder der Glut einer Räucherkohle räuchern!

- Lassen Sie die Utensilien nach dem Räuchern abkühlen, bevor Sie alles säubern. Das gilt besonders für Teller und Schalen und für die Aromalampe.
- Werfen Sie noch glühendes Räucherwerk nicht einfach in den Müll. Alles muss absolut gelöscht sein, bevor es entsorgt werden kann.
- Wenn Sie mit Räucherkohle räuchern, wechseln Sie anschließend Sand und Erde aus.
- Lüften Sie vor, während und nach dem Räuchern.
- Nehmen Sie Rücksicht auf Familienmitglieder und Nachbarn.
- Weniger ist immer mehr!

BESONDERE ZUGABEN ZUM RÄUCHERN

Im Laufe meiner Räuchererfahrung bin ich dazu übergegangen, das Räucherwerk so auf meine Bedürfnisse anzupassen, dass es mein Wohlbefinden in jedem Fall stärkt. An diesem Wissen möchte ich Sie gerne teilhaben lassen. Probieren Sie es einfach aus und machen Sie Ihre eigenen Erfahrungen.

Ich räuchere hauptsächlich in der Aromalampe oder über dem Sieb. Da Öl ein Geschmacksträger ist, gebe ich bei manchen Mischungen ein paar winzige Tropfen eines geruchsneutralen Pflanzenöls über die frischen Kräuter oder Früchte. Es dürfen aber wirklich nur ein paar winzige Spritzer sein! In der Aromalampe entfaltet sich dadurch der Duft umso kräftiger. Darüber hinaus streue ich über frische Früchte gern noch ein wenig Vanillezucker oder Kakaopulver. Auch Zimtpulver statt einer klein geschnittenen Zimtstange verfeinert das Aroma und lässt einen himmlisch feinen Duft entstehen. Ebenso ist es möglich, ein paar winzige Tropfen eines echten ätherischen Öls in die Frucht- oder Kräutermischung zu spritzen. Auf diese Weise können Sie angenehme Duftkompositionen kreieren.

All das ist natürlich nur optimal in der Aromalampe möglich. Beim Räuchern über dem Sieb kann es sein, dass ein Teil Ihres Vanillezuckers oder Kakaopulvers durch das Sieb fällt. Sie müssen also ganz genau dosieren.

UNGEWÖHNLICHES RÄUCHERN

Da das Räuchern stets ganzheitlich wirkt, alle Ebenen anspricht und vor allem auch auf der feinstofflichen Ebene Wirkung zeigt, ist es nicht außergewöhnlich, dass Sie das Räuchern als ganzheitliche Hilfe heranziehen, indem Sie nicht die Pflanze räuchern, sondern nur ihre Information. Es ist also jederzeit möglich, ohne Pflanzen zu räuchern!

Soll sich in Ihrem Leben etwas verändern, müssen sich auch Ihre Gedanken- und Gefühlsmuster ändern. In meinen Yogakursen gibt es eine schöne Übung, die mit Herzensliebe und Vergebung zu tun hat. Während der Übung wird alles ins Bewusstsein gerückt, was verletzend gewirkt hat. Das mögen Streitereien, Auseinandersetzungen, Zerwürfnisse, Enttäuschungen, Schuldgefühle oder anderes sein. All diese Emotionen und Gedanken voll Hass, Verzweiflung, Schuld, Groll und Enttäuschung lasten dem Menschen auf der Seele und verhindern jegliche Heilung. Irgendwann machen diese Emotionen und Gedanken krank und äußern sich als psychosomatische Beschwerden. Es wird also Zeit, sich selbst und anderen zu verzeihen und für sich selbst Vergebung zu erbitten. Dieser Transformationsprozess wird über die Yogaübungen veranlasst und schließlich über die Kraft des Räuchern endgültig aufgelöst, wenn der Mensch für wahre Vergebung und Verzeihung bereit ist.

Alles, was den Menschen belastet, also jede tiefe seelische oder körperliche Verletzung und jedes Schuldgefühl, wird deshalb auf einen Zettel notiert. Dann wird der Zettel mit der zu lösenden Information mit einem Räucherritual verbrannt. Das Element Feuer wirkt am stärksten. Schuld, Leid, Enttäuschung, Verzweiflung, Groll und Ärger können sich in Rauch auflösen. Nun erst wird ein

Neuanfang möglich. Der Seelenballast ist gelöst und hat keine Macht mehr über den Menschen.

Manchmal muss dieses Räucherritual öfter wiederholt werden, doch in vielen Fällen wirkt es beim ersten Mal. Wichtig ist die innere Bereitschaft zum Auflösen und natürlich das Bewusstmachen der zum Teil unterdrückten Gefühle und Gedanken. Mittels der Yogaübungen und des Räucherrituals (Sie werden die Übungen und das Ritual noch kennen lernen) kann dies geschehen.

Ebenso ist es möglich, homöopathische Globuli oder Schüssler Salze in der Aromalampe zu räuchern. Es gibt eben Fälle, da braucht es den Weg durch die Nase, um eine grundlegende Transformation zu bewirken.

FERTIGE RÄUCHERSTÄBCHEN UND RÄUCHERKEGEL

Mit Räucherstäbchen und Räucherkegeln kann man mitunter sein »blaues Wunder« erleben. So praktisch es auch sein mag, sich im Räucherfachhandel, im Kaufhaus oder im Naturkostladen Räucherstäbchen zu kaufen, so enttäuschender kann der Gebrauch zuweilen sein. Das liegt zum Teil daran, dass diese Stäbchen oder Kegel in vielen Fällen einen ekelerregenden Gestank verbreiten können. Ich rate Ihnen deshalb dringend, sich nicht gleich eine ganze Packung zu besorgen. Haben Sie schon einmal ein nach Vanille riechendes Räucherstäbchen mit dem Rauch einer echten Vanilleschote verglichen? Es gibt keinen Vergleich. Das Räucherstäbchen stinkt künstlich und aufdringlich, während die Vanilleschote einen himmlisch zarten Duft verbreitet, der wirklich original ist.

Ich habe im Laufe meiner Räuchererfahrung so viele Räucherstäbchen ausprobiert, dass ich das echte Räuchern stets dem Räuchern mit dem Stäbchen oder Kegel vorziehe. Unzählige Räucherstäbchenpackungen sind bei mir im Müll gelandet, weil ich ihren Geruch nicht ertragen konnte oder fürchterliche Kopfschmerzen davon bekam. Schade um das ausgegebene Geld oder die geschenkte Packung. Fast alle Stäbchen und Kegel sind künstlich aromatisiert. Sie riechen viel zu stark und penetrant unecht. Dennoch kann man sie erwerben, man muss allerdings mit unliebsamen Überraschungen rechnen.

Damit es Ihnen nicht so wie mir geht, sollten Sie sich Zeit lassen beim Probieren der Räucherstäbchen oder Räucherkegel. Bestehen Sie darauf, in die Packung hineinzuriechen! In einigen Räucherfachhandlungen gibt es die Möglichkeit, Räucherstäbchen einzeln zu erwerben, oder man zündet für Sie sogar ein Stäbchen an, damit Sie probeschnuppern können. Dann erkennen Sie sofort, ob dieses Stäbchen etwas für Sie ist. Richten Sie sich dabei nach Ihrer Nase. Das, was Ihrem Geschmack entspricht, sollten Sie sich besorgen. Hören Sie nicht auf Freunde oder Bekannte. Räucherstäbchen kann man nicht weiter empfehlen. Man muss sie stets selbst probieren und sich nach dem eigenen Wohlbefinden richten. Deshalb ist es auch unsinnig, Räucherstäbchen oder Räucherkegel zu verschenken.

Leider werden fast alle Räucherstäbchen oder Räucherkegel mit synthetischen Duftstoffen hergestellt. Je günstiger die Packung, desto geringer die Qualität. Es kann zu Kopfschmerzen kommen. Es gibt allerdings auch Ausnahmen, so gelten etwa die japanischen Stäbchen oder die echten tibetischen Stäbchen aus dem Himalaja als ziemlich rein. Sie sind aber sehr teuer. Doch selbst hier können Sie nie wirklich sicher sein.

Auch ich habe nach langer Suche eine spezielle asiatische Mischung gefunden, die ich vertrage und die nicht allzu aufdringlich ist. Die Aufschrift auf der Packung kann kein Mensch entziffern. Es gibt auch keine englische Übersetzung. Es weiß also keiner, was wirklich drin ist. Das macht mir aber nichts, denn ich habe beschlossen, dass diese Stäbchen mich mit ihrem Geruch schützen und mir gut tun, auch wenn der Geruch eventuell auf künstlichem Wege zustande kommt. Da ich das beschlossen habe, ist es auch so. Ich verwende die Stäbchen zum Beispiel immer dann, wenn ich in Urlaub fahre. Den hölzernen Räucherstäbchenhalter habe ich immer dabei, ich räuchere auf dem Balkon meiner Unterkunft oder direkt am Strand, wo ich das Stäbchen einfach in den Sand stecke.

RÄUCHERZWEIGE

Wenn Sie Kräuter im Blumentopf halten oder im Gartenbeet anpflanzen, können Sie immer wieder einen ganzen Zweig abschneiden, ihn trocknen und direkt anzünden. Zunächst wird der Zweig lichterloh brennen. Pusten Sie ihn aus, damit nur noch eine Glut vorhanden ist. Achten Sie wie immer auf den Funkenflug und bleiben Sie leicht brennbaren Materialien wie Teppichen, Polstern, Kissen, Tischtüchern, Vorhängen und Gardinen fern. Den glühenden Zweig können Sie dann in einen sandgefüllten Teller legen oder in einen mit leichter Erde gefüllten leeren Blumentopf stecken.

DUFT, GERUCH UND GESTANK

Geschmäcker sind bekanntlich sehr verschieden. Was den einen erfreut, ist für den anderen der pure Graus. Bei Düften und Gerüchen ist das nicht anders. Deshalb wird Ihre Hauptaufgabe darin bestehen, herauszufinden, was Ihnen selbst gut tut. Ich möchte Sie zum Experimentieren ermutigen. Wenn Sie sich als Räucheranfänger zunächst mit teuren Harzen und exotischen Hölzern eindecken, kann es sein, dass Sie maßlos enttäuscht sind, weil Ihnen der Geruch allzu fremd oder zu aufdringlich erscheint.

Deshalb rate ich Ihnen, sich zunächst an den eigenen Küchenschrank zu halten. Räuchern Sie das, was Sie sowieso schon zuhause haben und finden Sie heraus, wie Sie darauf reagieren.

Und noch etwas ist wichtig: Die Heilwirkung einer Pflanze kann sich erst dann entfalten, wenn alle Ebenen wenigstens berührt werden. Das ist nicht der Fall, wenn Sie beim Räuchern absoluten Widerwillen verspüren, wenn Ihnen schlecht wird vom Geruch oder wenn Sie andere körperliche oder geistig-seelische Symptome zeigen.

Ich halte nichts davon, die Zähne zusammenzubeißen und sich dann mit Gewalt zu zwingen, den Gestank zu ertragen. Genauso wenig lasse ich den Satz der »Erstverschlimmerung« gelten. Wenn Sie aus irgendeinem Grund beim Räuchern mit negativen körperlichen Symptomen wie Schwindel, Durchfall, Bauchschmerzen, Kopfschmerzen, Übelkeit, Erbrechen, einem Asthmaanfall, Reizhusten, Augentränen, Atemnot, Kreislaufbeschwerden, Herzrasen, Herzrhythmusstörungen oder anderen Beschwerden und Schmerzen reagieren, passt das Kraut nicht zu Ihnen!

Dasselbe gilt für seelisch-geistige Symptome wie Angst- und Panikattacken, Wutanfälle, Heulkrämpfe, plötzliche Depressionen, Lachkrämpfe, Übellaunigkeit, Weinerlichkeit, Niedergeschlagenheit, Erschöpfung, wirre Gedanken, Konzentrationsprobleme und Gedächtnisstörungen.

Nur das, was Ihnen Wohlbefinden, Entspannung, Ausgeglichenheit und Ruhe schenkt, ist gut und richtig. Es mag sein, dass bestimmte Symptome durch das Räuchern ins Bewusstsein rücken, die nicht immer ganz angenehm sind. Aber der Prozess darf keine exzessiven Beschwerden verursachen. Wenn Sie ein paar Tränchen vergießen, traurig werden oder ein wenig aufgeregt oder euphorisch reagieren, ist das in Ordnung. Üble Beschwerden aber dürfen nicht auftreten. Dann ist der Prozess zu stark. Brechen Sie die Räucherung in diesem Fall sofort ab!

Wann Sie nicht räuchern oder das Räuchern abbrechen sollten

- Bei starken körperlichen oder geistig-seelischen Symptomen, die vor dem Räuchern bestehen oder beim Räuchern auftreten.
- Wenn Sie Fieber haben. Ihr Körper benötigt dann einfach Ruhe.
- Wenn Sie gegen einen Geruch Widerwillen oder Ekel entwickeln.
- Wenn Ihnen Ihre Intuition im Augenblick vom Räuchern abrät.
- Wenn Sie im Augenblick »außer sich« oder zerstreut sind und nicht wissen, wo Ihnen der Kopf steht. Zum Räuchern benötigen Sie Muße und eine offene Bereitschaft.

- Wenn Sie in Eile sind. Zum Räuchern benötigen Sie Zeit.
- Wenn Ihnen jemand das Räuchern aufzwingen will. Nur Sie alleine entscheiden, wie, wann und was Sie räuchern. Das gilt auch für den Fall, dass Sie einfach ungefragt »beräuchert« werden. Fragen Sie deshalb Ihre Familienmitglieder, ob Sie räuchern dürfen.
- Wenn Sie mehrere Sachen gleichzeitig tun wollen. Räuchern, Telefonieren, Spülmaschine ausräumen – das ist zuviel!

WAS TUN BEI FREMDEN GERÜCHEN

Sobald Sie Ihren Küchenschrank durchforstet und die ersten Räucherexperimente mit bekannten Düften hinter sich haben, werden Sie sich sicherlich an fremde Kräuter wagen. Das können Blätter von Bäumen oder eben unbekannte Kräuter, Harze und Hölzer sein.

Auch hier gilt: Kaufen Sie nicht zuviel auf einmal, testen Sie lieber erst nur ein oder zwei unbekannte Räucherstoffe. Danach entscheiden Sie selbst: Mögen Sie den Geruch oder nicht.

Lassen Sie sich Zeit, den fremden Geruch erst einmal kennen zu lernen, es sei denn, dass er sofort Unbehagen, Widerwillen, Ekel oder körperliche sowie geistig-seelische Symptome heraufbeschwört.

Viele Kräuter riechen erst einmal komisch: ein wenig grün, krautig, holzig, herb, bitter, streng oder einfach undefinierbar anders. Es kann auch sein, dass Sie einen Geruch vor dem Räuchern ganz falsch eingeschätzt haben und nun total überrascht sind. So ging es mir zum Beispiel mit dem Walnussbaum und der Linde. Ich hatte immer gedacht, dass Lindenblätter irgendwie lieblich und weich riechen müssten und Walnussblätter eher herb und streng. Aber genau das Gegenteil war der Fall: Ich wunderte mich sehr über die strenge Stärke der Linde und die muntere Spritzigkeit des Walnusses. Das hatte ich so nicht erwartet.

Vertrauen Sie einfach Ihrer Nase. Sie werden bald feststellen, ob der Geruch eines fremden Krautes mit Ihnen »in Verbindung« tritt,

Ihnen »eine Botschaft« übermitteln will und in einer positiven Art und Weise auf Sie einwirkt. Vielleicht erweitern Sie auch nur Ihr Wissen und schärfen Ihre Sinne, wenn Sie unbekannte Kräuter verräuchern. Oder Ihnen wird die geistig-seelische Ebene bewusst, die sich Ihnen direkt oder symbolisch offenbart. Auf die eine oder andere Weise wird der »Geist der Pflanze« mit Ihnen in Kontakt treten und seine Spuren hinterlassen. Beachten Sie auf jeden Fall nach dem Räuchern Ihre Träume! Vieles offenbart sich nämlich nicht im Wachbewusstsein, sondern einfach und praktisch im Schlaf.

SO FINDEN SIE DAS RICHTIGE RÄUCHERWERK FÜR SICH

Es ist gar nicht so einfach, aus der Vielzahl an Räucherstoffen den richtigen für sich auszusuchen. Das gilt für Fertigmischungen wie auch für einzelne Kräuter. Sie werden um das Ausprobieren nicht herumkommen, denn es ist wenig sinnvoll, sich den Duft oder die Duftwirkung beschreiben zu lassen. Aussagen wie »es riecht lieblich und fein oder es riecht süßlich und frisch« führen zu nichts. Sie müssen den Geruch selbst erleben und dann entscheiden, ob Sie ihn mögen.

Die Entscheidung über Ihr persönliches Wohlbefinden und auch über die Wirkkraft eines Räucherstoffes können nur Sie allein entscheiden. Sie selbst bestimmen auch, welche Bedeutung das Räucherwerk für Sie hat. Im Anschluss an den praktischen Teil des Buches finden Sie eine Liste der gebräuchlichsten Räucherstoffe einschließlich ihrer Wirkkraft und Symbolik. Diese Wirkkraft kann sich aber nur dann entfalten, wenn der Duft bei Ihnen keinen Widerwillen oder Ekel auslöst. Wohlgerüche, aber auch Gerüche, die Sie neutral sehen oder die Sie als seltsam, aber ganz interessant bezeichnen, können ihre Wirkkraft entfalten. Alles andere hat keine Chance.

Übrigens haben alle Pflanzen eine besonders große Wirkkraft, die Sie ohnehin mögen, also die Gewürze, Kräuter, Pflanzen, Früchte, Hölzer und andere Räucherstoffe, die Ihnen schon beim Betrachten gefallen oder die Sie täglich in der Küche gebrauchen.

Mit der Zeit werden Sie sicherlich den Mut aufbringen, eigene Räuchermischungen zu kreieren. Entscheiden Sie bitte bei der Auswahl Ihrer Räucherstoffe deshalb immer nach dem Wohlbefinden.

Kriterien zur Auswahl der richtigen Räucherstoffe:

- Sie mögen den Duft, die Pflanze beziehungsweise das Gewürz, die Frucht, das Holz, das Kraut, den Baum, das Lebensmittel.
- Sie »wissen« genau, dass dieser Duft Ihnen jetzt hilft oder gut tut und entscheiden deshalb intuitiv.
- Sie sind neugierig und probieren den einen oder anderen Duft aus.
- Sie schauen im Buch in der Beschreibung der Räucherstoffe nach und lassen sich auf ein Dufterlebnis mit offenem Herzen und offenem Gemüt ein. Beim Ausprobieren lassen Sie nur Ihr Wohlbefinden entscheiden.

Merke: Beim Räuchern gibt es keinen Zwang! Sie müssen keinen Gestank ertragen, nur weil im Buch steht, dass dieser Räucherstoff im Augenblick genau der richtige ist. Es gibt immer Alternativen. Immer!

EIGENE REZEPTE KREIEREN

Ich möchte Sie ermutigen, eigene Rezepte zu kreieren und sich Mischungen auszudenken. Dazu beginnen Sie mit den Räucherstoffen, die Sie am liebsten mögen und die Sie im Hause haben. Kein Rezept ist so gut wie Ihr eigenes. Sie werden zwar im folgenden Kapitel Rezeptvorschläge finden, aber noch besser ist es, Ihrer eigenen Nase zu vertrauen, sonst kann es passieren, dass Ihnen der eine oder andere Rezeptvorschlag gar nicht »schmeckt«.

Zum Kreieren eines eigenen Rezepts sollte die Schale Ihrer Aromalampe gut gefüllt, aber nicht überladen sein. Dasselbe gilt für das Sieb und die Räucherkohle. Weniger ist immer mehr. Dieser Grundsatz gilt stets beim Räuchern.

In der Aromalampe lässt sich leicht getrocknetes Räuchermaterial mit frischem mischen. Wird ein Harz dazu getan, muss alles auf die Alufolie, sonst klebt das Harz an. Auch im Sieb sollte die Alufolie unterlegt werden, wenn ein Harz dabei ist. Vom Harz verwenden Sie immer nur ein kleines Stück, niemals mehrere Stücke.

Von Ihrem Lieblingsduft können Sie ruhig ein wenig mehr auflegen. Ansonsten beginnen Sie immer mit wenig Räucherstoff. Nachlegen können Sie immer noch, wenn Sie ein intensiveres Dufterlebnis wünschen. Ich selbst mag zum Beispiel Vanilleschoten und verwende mitunter gleich mehrere Schoten.

RÄUCHERRITUALE VORBEREITEN UND AUSFÜHREN

Das einfachste Räucherritual ist das Anzünden des Räucherwerks und das Erleben des Duftes. Dazu müssen Sie sich nicht in besondere Gewänder hüllen oder einen exotischen Altar errichten. Wenn Sie das wollen, nehmen Sie sich Zeit. Auch ich besitze einige keltische Gewänder, in die ich hin und wieder schlüpfe. Meistens aber trage ich ganz normale Kleidung, und meine Wohnküche ist mein Altar. Dort stehen als Deko meine Aromalampen und mein großes Bonbonglas mit dem Küchensieb obendrauf. Über dem Sieb ruht stets meine Feder. Wenn mir danach ist, kann ich sofort räuchern, am besten meine heiß geliebten Vanilleschoten mit einer Tonkabohne, im Sommerhalbjahr mit frischen Lavendelblüten und im Winterhalbjahr mit Zimtstangen gemischt. Hm! Lecker! Aber auch Anis, Sternais und Gewürznelken räuchere ich gern, eventuell mit frischer Zitrone oder Orange gemischt. Und dann natürlich jede Menge Früchte. Früchte sind das Beste für mich. Manchmal stecke ich sogar die Nase über das Stövchen oder die Aromalampe, um möglichst viel Duft direkt einzuatmen.

Sie benötigen also keine komplizierten Rituale, um das Räuchern zu genießen. Andererseits ist es schön und manchmal einfach auch sinnvoll, das Räuchern ganz rituell zu begehen, sei es an Feiertagen, an besonderen Tagen, zum Feiern in der Gruppe oder um eine besondere Absicht zu erfüllen. Rituale entfalten zusammen mit dem Duft ihre ganz besondere Wirkkraft.

Das allerwichtigste beim Räuchern ist stets die innere Absicht. Warum räuchern Sie? Was möchten Sie erreichen? Was soll Ihnen bewusst werden? Gibt es einen Grund für das Räuchern oder räuchern Sie nur so zum Spaß?

Die jeweilige Zielsetzung ist beim Räuchern und bei jedem dazugehörigen Ritual wichtig. Es wird das geschehen, was Sie vorgeben und was Ihrer Absicht entspricht.

Im folgenden Kapitel finden Sie viele Ritualvorschläge, die Sie jederzeit variieren und ergänzen können. Am schönsten wird es sein, wenn Sie eines Tages Ihre eigenen Rituale kreieren und damit zufrieden, erfolgreich und glücklich sind. Und natürlich viel Freude dabei haben. Das ist das Wichtigste!

EINFACHE RITUALVORSCHLÄGE

Zu den einfachsten Ritualen gehört es, die Räucherschale, das Glas mit dem Sieb oder die Aromalampe zu umfassen und alle vier Himmelsrichtungen zu grüßen. Dabei können Sie ganz stumm bleiben und nur in Gedanken grüßen, Sie können sich aber auch mit laut gesprochenen Dankesworten nach allen Richtungen wenden.

Eine weitere Möglichkeit ist es, die vier Elemente zu bedenken. Wer möchte, kann dazu symbolisch die Elemente präsentieren: das Feuer mit einer Kerze, das Wasser mit einer kleinen Schüssel voller Wasser, die Erde mit einem Blumentopf voller Erde und die Luft mit dem Verwedeln des Rauches.

Darüber hinaus können Sie von der Tageszeit abhängige Rituale ausführen, zum Beispiel, um den Mond oder die Sonne zu begrüßen. Sie halten dabei das Räucherwerk der Sonne oder dem Mond entgegen.

Ein anderes einfaches Ritual ist das kreisförmige Abschreiten mit dem Räucherwerk. Oder Sie führen nur Ihre Arme mit dem Räucherwerk in kleinen Kreisen durch den Raum.

RÄUCHERN FÜR ALLE LEBENSLAGEN

Für den Alltag, aber auch für besondere Zeiten steht Ihnen das Räuchern mit Räucherritualen zur Seite, die Sie in diesem Kapitel alle kennen lernen werden.

GEBRÄUCHLICHE RÄUCHERSTOFFE FÜR ALLE LEBENSLAGEN

Es gibt unzählige Räuchermöglichkeiten und Räucherstoffe, die Sie erwerben, selbst anpflanzen oder pflücken und mit denen Sie Ihren Alltag besser, erfolgreicher, gesünder, vitaler und stressfreier gestalten können. In der Beschreibung der Räucherstoffe auf den letzten Seiten dieses Buches finden Sie jede Pflanze, jedes Harz und Holz einzeln beschrieben.

Dennoch müssen Sie nicht alle Pflanzen besorgen, um gut gerüstet zu sein. Eine sogenannte Hausapotheke tut es auch, zu der alle gebräuchlichen Gewürze, Kräuter und Pflanzen gehören, die in jedem Haushalt zu finden sind oder leicht erworben werden können. Darüber hinaus finden Sie das eine oder andere Harz, das ebenso gut zu erhalten ist.

Ich arbeite hervorragend mit diesen Räucherstoffen und kann versichern, dass man allzu exotische Räuchermaterialien, die nur schwer erhältlich und eventuell teuer sind, gar nicht braucht, um die spezielle Wirkung zu erzielen. Die »große Hausapotheke« umfasst alles, was auf den folgenden Seiten beschrieben ist. Sie müssen aber nicht alles anschaffen, räuchern Sie zunächst immer mit den Räucherstoffen, die Sie zuhause haben.

DAS WICHTIGSTE FÜR DIE HAUSAPOTHEKE

Sollte immer zur Hand sein: Lavendel, Fenchel, Kamille, Tonkabohnen, Vanilleschoten, Rosmarin, Wacholder, Gewürznelken, Minze, Melisse, Salbei, Basilikum, Kaffeebohnen, getrocknete und frische Früchte, Früchteteebeutel und Früchteteemischungen, Pfefferkörner, Anis, Sternais, Kokosflocken, Zimtstangen, Orangen und Zitronen, Thymian, Fichten- und Tannennadeln, Weihrauch, Ingwer, Koriander, Kümmel, Sandelholz, Zedernholz.

Sollte nach Bedarf angeschafft werden: Patchouli, Jasmin, Myrrhe, Myrte, Kardamom, Johanniskraut, Angelikawurzel, Vetiver, Gummiarabicum, Styrax, Benzoe, Kampfer, Lorbeerblätter, Kakaoschalen, Lemongrass, Sweetgrass, Copal, Alderholz.

Sollte bei Bedarf gesammelt und getrocknet werden (den einen oder anderen Räucherstoff gibt es eventuell auch zu kaufen): Fichten- und Tannennadeln, Löwenzahn, Königskerze, Rosenblüten, Holunderblüten, Eichenblätter, Eschenblätter, Beifuß, Beinwell.

Aufbewahrung getrockneter Kräuter, Früchte und Harze: einzeln, also jedes Kraut für sich und trocken in Gläsern oder Dosen.

1. ANWENDUNGEN FÜR DAS PERSÖNLICHE WOHLBEFINDEN

An erster Stelle stehen Sie selbst mit Ihren Bedürfnissen, Hoffnungen, Träumen und Zielen. Wenn es Ihnen gut geht, dann können Sie dieses Wohlgefühl weiter schenken und anderen Menschen gut tun. Dazu ist eine große Portion Selbstliebe nötig, die ermöglicht, dass Sie sich selbst helfen und dass Sie sich an Leib und Seele immer wieder wohl fühlen. Das Räuchern ist eine Möglichkeit, sich ganzheitlich Gutes zu tun.

Die folgenden Vorschläge nehmen sich deshalb ganz dem persönlichen Wohlbefinden an. Es sind Rituale, die Sie für sich selbst ausführen und die nur selten in der Gruppe zum Einsatz kommen. Dennoch ist es natürlich jederzeit möglich, damit Gruppenrituale auszuführen.

Wohlbefinden, Entspannung, innere Ruhe, Harmonie und Frieden

Sie fühlen sich schlecht, sind überreizt, gestresst und erschöpft von den Mühen des Alltags und benötigen Harmonie und Frieden. Ein wenig Entspannung tut jetzt gut und verhilft Ihnen zu innerer Ruhe und dem friedlichen Gefühl, dass alles gut ist wie es ist. Auch ein wenig Geborgenheit ist nicht schlecht nach einem anstrengenden Tag.

Kein Problem! Zünden Sie einfach Ihr Räucherwerk an, setzen Sie sich in einen Sessel und lassen Sie sich auf die wohltuenden Düfte ein. Atmen Sie tief ein und aus. Wenn Sie möchten, können Sie ein wenig Musik auflegen. Es sollte Ihre Lieblingsmusik sein, die Ihnen gute Laune schenkt und Sie lächeln lässt. Ebenso sollten Sie Ihre Lieblingsstoffe verräuchern. Schließen Sie die Augen, um alle anderen Reize auszuschalten. Atmen Sie weiterhin ganz ruhig ein und aus. Legen Sie dazu eine Hand auf Ihren Bauch und spüren Sie, wie sich beim Atmen der Bauch bewegt. Mit jedem Atemzug entspannen Sie sich mehr. Der Alltagsballast kann von Ihnen abfallen. Alle Mühen verwandeln sich in ein wohliges Gefühl. Innerer Frieden kann einkehren.

Geeignete Räucherstoffe:

Lavendel, Melisse, Minze, Vanilleschote, Tonkabohne, Lemongrass, Anis, Sternais, Gewürznelken, Kaffeebohnen, Kokosflocken, Orangenschalen, Orangenfrüchte, Zimt, Patchouli, Myrrhe, Apfelstücke, Dammar, Guggul, Kamille, Fenchel, Myrte, Sandelholz, Weihrauch, alle Früchte.

Räuchervorschläge:

- Räuchern Sie eine Tonkabohne, zwei frische Lavendelblüten, eine Kaffeebohne, ein Apfelstück in der Aromalampe,

- jeweils ein Stück Dammar, Myrrhe und einen halben Teelöffel Anis. Dazu eine halbe Vanilleschote und zwei Gewürznelken auf der Räucherkohle,
- eine ganz Vanilleschote, zwei Lavendelblüten, eine Orangenscheibe und eine Tonkabohne im Sieb,
- drei Lavendelblüten, einen Teelöffel voll Melisse, einen Teelöffel voll Kokosflocken und drei Stück Sternais im Sieb,
- einen Teelöffel Zimt, drei Gewürznelken, einen halben Teelöffel Anis, drei Stück Sternais auf der Räucherkohle (für das Winterhalbjahr gut geeignet),
- einen Teelöffel Lemongrass, die abgeriebene Schale einer ganzen Orange und einen halben Teelöffel Minze auf der Räucherkohle,
- zwei Teelöffel Kokosflocken, eine Orangenschale, ein Apfelstück in der Aromalampe,
- zwei Vanilleschoten pur in der Aromalampe,
- frische Früchte in der Aromalampe, zum Beispiel eine Beerenmischung,
- Weihrauch pur,
- Myrrhe pur.

Begleitende Affirmation: In mir wirken Ruhe, Wohlbefinden und Frieden. Ich ruhe in mir selbst und genieße die Welt mit allen Sinnen. Ich bin ganz in Harmonie, und um mich herum ist ebenfalls Harmonie. Ich öffne mein Herz für Harmonie und Frieden. Es geht mir gut. Ich fühle mich wohl.

Begleitendes Ritual: Setzen Sie sich aufrecht hin und legen Sie eine Hand auf den Bauch, die andere in die Mitte des Brustkorbs. Atmen Sie zunächst in den Bauch hinein, sodass die Einatmung den Bauch hebt. Lassen Sie dann die Atemluft höher strömen zur anderen Hand hin. Beim Ausatmen senken sich Bauch und Brust wieder. Wiederholen Sie die Atmung drei Mal. Sie werden sich frisch, erholt und wohl fühlen, die Erschöpfung fällt von Ihnen ab.

Liebe, Romantik und Sexualität

Liebevolle Stimmungen betreffen die Selbstliebe, aber auch das fließende Miteinander zwischen Menschen. Das schließt auch das sinnliche Miteinander ein, bei dem Düfte, die erotisierend wirken, zarte und romantische Empfindungen stärken und aphrodisierend zugleich sind, eingesetzt werden. Wer sich selbst liebt und mit sich selbst im Reinen ist, kann das auch mit offenem Herzen verschenken. Eine Liebesbeziehung kann nur dann erfüllend sein, wenn keine Gefühle des Mangels vorherrschen. Werden Sie selbst zu dem liebevollen Menschen, der alles von sich geben und der sich einem anderen Menschen voll und ganz hingeben kann. Auch in der Sexualität steht die Hingabe an erster Stelle, wenn sich zwei Menschen lustvoll begegnen und das Menschsein körperlich erleben und feiern. Ob das aus tiefer Liebe geschieht oder aus der Einzigartigkeit eines zauberhaften Augenblicks heraus, ob es in einer festen Beziehung oder aus spontaner Sinnlichkeit geschieht, ist gleich. Für einen wundervollen Augenblick vereinen sich Leib und Seele, sodass eine kostbare Begegnung zweier Individuen stattfinden kann und ein unsichtbares Band der Verbundenheit geknüpft wird. Danach ist jeder wieder ganz bei sich. Doch die Stimmung des Wohlwollens und der Dankbarkeit sollte diese Begegnung zu einer freudvollen Erinnerung werden lassen.

Entzünden Sie das Räucherwerk, um »das Bett der Liebe« zu bereiten, wenn Sie sich einen romantischen Abend, eine Schmusestunde oder eine heiße Liebesnacht wünschen (das kann natürlich auch ein zauberhafter Nachmittag sein!). Nehmen Sie sich vor allem Zeit für die Liebesräucherung und bereiten Sie Ihr Nest mit Hingabe und Vorfreude. Räuchern Sie im Schlafzimmer – allerdings nur ganz sanft, am besten mit dem Sieb oder der Aromalampe. Aber hegen Sie keine allzu großen Erwartungen. Eine anspruchsvolle Erwartungshaltung kann zu Enttäuschungen führen. Wenn es auch nicht zur intimen Begegnung kommt und Sie stattdessen einen harmonischen Schmuseabend erleben oder gute Gespräche führen – ein liebevolles Räucherritual lohnt sich immer, um eine wundervolle Stimmung zu zaubern und Sie beide zu verwöhnen. Bitte löschen Sie vor dem Liebesakt das Räucherwerk, damit Sie nicht auf den Rauch achten müssen!

Geeignete Räucherstoffe

Vanilleschoten, Sternais, Anis, Apfelstücke, Sandelholz, Jasmin, Patchouli, Benzoe, Rosenblüten, Gewürznelken, Weihrauch, Zimt, Tonkabohne, Kardamom, Lavendel, Dammar, Myrrhe, Vetiver, Johanniskraut, Mistel, Rosmarin, Koriander, Minze, Ingwer, Zedernholz, Adlerholz, Holunderblüten.

Räuchervorschläge

- Räuchern Sie zwei Vanilleschoten, ein Apfelstück, einen halben Teelöffel Anis, fünf Rosenblüten in der Aromalampe,
- zwei Apfelstücke, zwei Lavendelblüten, eine Tonkabohne und einen Teelöffel Sandelholz im Sieb,
- einen Teelöffel Sandelholz, einen Teelöffel Patchouli, einen Teelöffel Jasmin im Sieb,
- eine Vanilleschote und ein Stück Weihrauch auf der Räucherkohle (nicht im Schlafzimmer),
- ein Stück Weihrauch, eine halbe Vanilleschote, eine Tonkabohne (auf der Alufolie in der Aromalampe),
- ein wenig Benzoe, einen halben Teelöffel Kardamom, eine Zimtstange, eine Tonkabohne, eine Gewürznelke im Sieb auf der Alufolie,
- einen Teelöffel Jasmin, einen Teelöffel Sandelholz, einen Teelöffel Vetiver im Sieb,
- zwei Vanilleschoten und zwei Tonkabohnen in der Aromalampe,
- zwei Gewürznelken, zwei Stück Sternais, eine Tonkabohnen, zwei Lavendelblüten, fünf Rosenblätter im Sieb,
- Myrrhe pur,
- Benzoe pur.

Begleitende Affirmation: Ich liebe mich und freue mich an der Sinnlichkeit meines Körpers. Ich empfinde Freude und Lust und gebe mich meinem Liebespartner hin. Ich genieße mit Leib und Seele den Zauber der Romantik und die Wonnen der Sexualität. Ich lasse mich ein auf eine einzigartige Begegnung voller Zärtlichkeit und Leidenschaft. Ich nehme alle Geschenke aus Lust und Liebe dankbar an und verschenke mich mit all meiner Sinnlichkeit.

Begleitendes Ritual: Setzen Sie sich auf den Boden (auf eine weiche und warme Unterlage) oder ins Bett und lehnen Sie sich mit dem Rücken an eine Wand oder ans Bettgestell. Ziehen Sie die Beine an und öffnen Sie sie. Dann legen Sie eine Hand auf den Bereich zwischen den Beinen. Dieser Bereich wird bei Mann und Frau Beckenboden genannt und stellt auch das Zentrum für Lust und Leidenschaft dar. Atmen Sie tief ein und stellen Sie sich vor, wie Ihr Atemfluss diesen Bereich erreicht und mit Energie füllt. Führen Sie die Übung mindestens eine Minute lang aus.

Liebevolle Beziehungen, erfolgreiche Kommunikation

Liebevollen Beziehungen sollten nicht nur zwischen Liebespartnern bestehen, sondern zwischen allen Menschen, die miteinander in Beziehung stehen, seien es Eltern und Kinder, Freunde, Bekannte, Geschäftspartner, Klienten, Patienten und sogar Fremde, die sich nur flüchtig begegnen. Stets sollten das Miteinander, der kommunikative Austausch oder die gemeinsamen Tätigkeiten voller Respekt, Achtung, Toleranz, Anteilnahme und Aufrichtigkeit sein. Aus diesem Grund werden zum Beispiel therapeutische Räume oftmals mit Düften versehen. Aber auch an jedem anderen Arbeitsplatz kann ein wenig Duft Wunder wirken. Die Aromalampe tut jetzt gute Dienste, denn alles andere wäre zu aufdringlich. Deshalb sollten Sie auch keine allzu duftintensiven Harze verwenden. Wenn Sie zuhause räuchern, um das Verhältnis innerhalb der Familie oder im Freundeskreis zu stabilisieren, ist natürlich jede Art der Räucherung geeignet.

Geeignete Räucherstoffe für das Räuchern zuhause
Weihrauch, Styrax, Benzoe, Dammar, Myrrhe, Mistel, Tonkabohnen, Basilikum, Rosmarin, Sandelholz, Vanilleschoten, Rosenblüten, Lavendelblüten, Zedernholz, alle Fruchtsorten und Beeren.

Geeignete Räucherstoffe für das Räuchern in der Aromalampe am Arbeitsplatz
Geöffnete Kräuter- oder Früchteteebeutel, Kaffeebohnen, Vanilleschoten, frische Früchte und Beeren.

Räuchervorschläge

- Am Arbeitsplatz sollten Sie nur eine einzige Sorte in die Aromalampe legen. Ein paar Kaffeebohnen zum Beispiel heben die Stimmung nach der Mittagspause, ein wenig fruchtiger Duft eines Teebeutels stimmt Kunden zufrieden, Vanilleschoten schaffen Vertrauen und Geborgenheit und frische Früchte machen gute Laune.
- Räuchern Sie zwei Vanilleschoten, eine Tonkabohne, zwei Lavendelblüten in der Aromalampe,
- jeweils ein halber Teelöffel Sandelholz, Mistel, Rosmarin und Basilikum mit einem Stück Weihrauch auf der Räucherkohle,
- eine Handvoll Rosenblüten, drei Lavendelblüten, eine Tonkabohne und eine Vanilleschote über dem Sieb,
- eine Handvoll Rosenblüten, ein Stück Orange, ein Stück Zitrone und eine Beerenmischung in der Aromalampe,
- verschiedene Früchte in der Aromalampe.

Begleitende Affirmation: Wir begegnen uns allen mit Respekt und gegenseitiger Achtung. Zwischen uns fließt Liebe, die uns von Herzen miteinander verbindet. Wir kommunizieren auf der Herzensebene. Ich respektiere das Wesen, die Persönlichkeit, die Individualität und die Meinung des anderen und erbitte den gleichen Respekt für mich. Der Umgang mit meinen Familienmitgliedern, mit meinen Freunden, Bekannten, Klienten und Patienten ist liebevoll, verständnisvoll, einfühlsam, gerecht, friedlich und harmonisch.

Begleitendes Ritual: Setzen Sie sich aufrecht hin und umarmen Sie sich selbst. Atmen Sie dabei ganz tief und kräftig ein. Während der Ausatmung öffnen Sie die Arme weit. Stellen Sie sich vor, wie sich dabei Ihr Herz öffnet und Sie furchtlos und liebevoll im Umgang mit Ihren Mitmenschen sind. Beim Einatmen umarmen Sie sich wieder. Das Einatmen symbolisiert den Fluss der Liebe, den Sie selbst verdient haben und der von außen zu Ihnen kommt. Wiederholen Sie die Übung mindestens sechs Mal.

Aurareinigung, Schutz und Sicherheit vor Angriffen jeglicher Art

In der Aura eines jeden Menschen setzen sich alle möglichen Emotionen und Gedanken fest. Dort »hängen« positive und leider auch negative Energien. Anstrengende Begegnungen, Auseinandersetzungen, unliebsame Situationen und Ereignisse hinterlassen Spuren im energetischen Feld des einzelnen. Das Räuchern ist eine geeignete Quelle, um sich davon zu befreien und schließlich vor weiteren »Angriffen« zu schützen. Die Aurareinigung sollte täglich erfolgen! Denn es sammelt sich immer wieder neuer energetischer Ballast an. Wie Sie sich täglich waschen, sollten Sie auch Ihre Aura reinigen. Eine tägliche Aurareinigung sollte unkompliziert und praktisch sein. Deshalb rate ich, immer nur ein einziges Kraut zu verbrennen. Was haben Sie im Küchenschrank? Bei mir gibt es immer Salbei als Gewürz oder im Topf und vor allem Wachholderbeeren. Mit diesen beiden reinige ich die Aura am liebsten. Weiter unten finden Sie weitere Räucherstoffe, die ebenso geeignet sind.

Entzünden Sie für Ihr Reinigungsritual Ihr Räucherwerk. Stellen Sie das Räucherwerk auf einen feuerfesten Untersetzer auf einen Tisch, der mit einem Wachstuch abgedeckt ist (also ohne Stofftischtuch). Bei mir steht es immer auf der Küchenplatte aus Marmor. Warten Sie, bis sich das Aroma entfaltet. Stellen Sie sich direkt vor Ihr Räucherwerk. Beginnen Sie nun, mit beiden Händen den Rauch zu schöpfen. Führen Sie dann symbolisch die Hände über Ihren Kopf und streichen Sie an allen Seiten Ihre Aura glatt nach unten. Wiederholen Sie dieses Ritual mehrere Male. Wenn möglich, bitten Sie innerlich oder laut um Hilfe. Die unten aufgeführte Affirmation dient der Reinigungsverstärkung und dem Schutz vor erneutem Ballast.

Geeignete Räucherstoffe
Wachholderbeeren, Sandelholz, Weihrauch, Salbei, Angelikawurzel, Eichenblätter, Eukalyptus, Kampfer.

Räuchervorschläge: Immer nur einen einzigen Räucherstoff verwenden. Alle angegebenen Räucherstoffe vertreiben Negativenergien und schützen die Aura. Salbei, Wacholder und Angelikawurzel wirken sehr stark und dienen der Komplettreinigung, wenn Sie nicht täglich zum Aurareinigen kommen. Weihrauch und Sandelholz verstärken den Auraschutz bei täglicher Reinigung.

Begleitende Affirmation: Ich reinige mich. Alles kann von mir abfließen, wird zu Rauch und verduftet im Universum. In Liebe übergebe ich alle an mir hängenden Energien der weisen Intelligenz des Universums. Ich reinige Leib und Seele. Mein Herz, meine Gedanken und meine Emotionen sind ebenfalls rein. Ich bin geläutert und lasse Licht und Liebe in mir wirken. Schutz und Geborgenheit sind mir gewiss.

Begleitendes Ritual: Setzen Sie sich aufrecht hin und atmen Sie tief ein. Während der Ausatmung schieben Sie beide Arme mit den Händen weit von sich weg nach vorn. Damit wehren Sie alles Negative ab. Atmen Sie dann wieder ein und führen Sie die Arme wieder zurück zum Körper. Wiederholen Sie die Übung mindestens drei Mal. Dann führen Sie die Arme seitlich über den Kopf, bis sich die Handflächen über dem Scheitel treffen. Dabei atmen Sie ein.

Beim Ausatmen führen Sie die Arme wieder herunter zu den Körperseiten. Wiederholen Sie diese Übung drei Mal. Stellen Sie sich dabei vor, wie schützendes Licht Sie einhüllt und umgibt, sodass Sie in einem Kreis aus undurchdringbarem Licht geborgen sind.

Konzentrationsförderung, geistige Klarheit, Willensstärke und Kreativitätsförderung

Wenn Sie das Grübeln ausschalten und den Fokus auf das Wesentliche richten wollen, sollten Sie stets eine Aromalampe auf dem Schreibtisch haben. Das gilt vor allem für Schulkinder und Menschen, die für Prüfungen lernen. Geistige Klarheit führt dazu, dass Sie all die Herausforderungen des Alltags mit Mühelosigkeit meistern, denn Sie verzetteln sich nicht, machen sich keine zu großen Gedanken, schwelgen nicht in Emotionen und komplizierten Gedankenstrukturen, sondern tun einfach das Notwendige und Naheliegende. Dabei wissen Sie, was Sie wollen und verlieren Ihre Absicht nicht aus den Augen. Mit Willenskraft, Konzentration auf das Wesentliche und Tatkraft erreichen Sie Ziele erfolgreich, ohne sich allzu große Sorgen über die Zukunft zu machen, sich ständig ablenken zu lassen oder alles auf einmal tun zu wollen. Geistige Klarheit führt auch dazu, im Leben Prioritäten zu setzen und das Wichtige vom Unwichtigen zu trennen. Dann geht es Schritt für Schritt auf das Ziel zu, das Sie sich gesetzt haben. Diese schrittweise Vorgehensweise hilft, dass Sie sich nicht überfordern oder unterfordern. Sie hilft beim Maßhalten und setzt Energien frei, um schöpferisch und kreativ tätig zu werden. Nun können neue Ideen fließen und ebenso tatkräftig umgesetzt werden.

Geeignete Räucherstoffe

Fichte, Kampfer, Minze, Zitrone, Orange, Rosmarin, Thymian, Salbei, Wacholder, Weihrauch, Zeder, Sandelholz, Dammar, Lavendel, Lorbeer, Copal, Gewürznelke.

Räuchervorschläge

- Räuchern Sie einige Fichtennadeln mit einer Scheibe Orange und einem Lorbeerblatt in der Aromalampe,
- einen halben Teelöffel Minze mit einer Prise Rosmarin und Thymian,
- jeweils einen halben Teelöffel Salbei, Rosmarin, Thymian und Sandelholz,
- Weihrauch pur,
- einen halben Teelöffel Zedernholz mit Wacholderbeeren,
- eine Zitronenscheibe mit frischen Lavendelblüten und einer Prise Minze in der Aromalampe.

Begleitende Affirmation: Ich weiß, was ich will und spüre Ruhe und Klarheit in mir. Mein Geist ist offen für neue Ideen. Ich tue immer eins nach dem anderen. Niemand kann mich hetzen, niemand kann mich bremsen, ich bestimme mein Tempo selbst. Ich richte meinen Fokus auf das Wesentliche im Leben. Ich handle zielgerichtet mit Herz und Verstand. Ich habe die innere Stärke und konzentriere mich auf alles Wichtige. Mein Wille ist klar und rein. Ich handle zu meinem Besten und zum Wohle aller. Ich bin und ich tue!

Begleitendes Ritual: Setzen Sie sich aufrecht hin und halten Sie sich mit einer Hand ein Nasenloch zu. Mit dem freien Nasenloch atmen Sie nun ganz tief und langsam ein und aus. Nach einer Minute wechseln Sie die Seite. Diese Atemübung führt Ihrem Gehirn ausreichend Sauerstoff zu und sorgt somit für geistige Frische und Klarheit.

Heiterkeit, Optimismus, Lebensfreude

Es gibt Zeiten im Leben, da möchte man nur noch weinen. Alles scheint grau und sinnlos oder langweilig und frustrierend. Optimismus ist zwar eine Lebenseinstellung, aber niemand kann immer nur fröhlich sein. Erst während Krisenzeiten wächst die Seele, und zu jedem Leben gehören Phasen, in denen Stillstand herrscht, die anstrengend und wenig heiter sind. Es ist sinnlos, diese Zeiten abkürzen zu wollen, zu leugnen, zu ignorieren oder zu verdrängen. Denn dann kommt es mitunter erst recht zu Depressionen. Oft sind depressive Zustände nichts anderes als unterdrückte Emotionen. Vor allem Zorn, Wut, Enttäuschung, Frust und Bitterkeit setzen sich lähmend auf die Seele und rauben die Lebensfreude. Depressive Stimmungen sind aber auch an dunklen und trüben oder nasskalten Wintertagen zu spüren, an denen es Leib und Seele einfach an Licht, Sonne und Wärme fehlt. Ein Aufenthalt im Freien, viel Bewegung, eine Aktivität, die Spaß macht und die man gern ausführt, liebevolle Menschen um einen herum und ein wenig Rauch können manchmal schon Wunder wirken.

Geeignete Räucherstoffe

Lemongrass, Zitrone, Orange, Jasmin, Sandelholz, Vanilleschoten, Tonkabohnen, Kokosflocken, alle Früchte, Johanniskraut, Löwenzahn, Königskerze, Kakaoschalen, Kaffeebohnen, Zimt, Gewürznelken, Benzoe, Copal, Dammar.

Vorschläge für Räuchermischungen

- Räuchern Sie einen Teelöffel Lemongrass, eine Tonkabohne und ein Teelöffel Johanniskraut im Sieb,
- eine Zitronenscheibe und die Schale der Zitrone mit einer Vanilleschote in der Aromalampe,
- eine Vanilleschote, eine Tonkabohne, eine Prise Johanniskraut und eine Prise Königskerze,
- Früchte in der Aromalampe,
- eine Handvoll Kaffeebohnen auf der Räucherkohle,
- eine Orangenschale und eine Zimtstange in der Aromalampe,
- eine Handvoll Kakaoschalen, zwei Tonkabohnen und eine Vanilleschote mit der geriebenen Schale einer Zitrone,
- Benzoe pur,
- Copal pur.

Begleitende Affirmation: Ich empfinde tiefe Lebensfreude auch an trüben Tagen. Ich bin aus Licht und Liebe gemacht, und Freude ist mein ureigenster Seinszustand. Mit heiterer Gelassenheit und einem Lächeln begegne ich guten wie schlechten Zeiten. Ich lasse all meine Emotionen zu, sodass mein Inneres mir den Weg zeigen kann in ein Leben voller Fülle und Erfüllung. Ich akzeptiere das stetige Auf und Ab des Lebens und bleibe in freudvoller Ruhe. Optimistisch blicke ich in die Zukunft und freue mich im Hier und Jetzt.

Begleitendes Ritual: Setzen Sie sich aufrecht hin und strecken Sie beide Arme parallel gerade nach oben über den Kopf. Die Hände berühren sich nicht. Atmen Sie nun aus und beugen Sie den Oberkörper ganz leicht mit den gestreckten Armen nach rechts. Beim Einatmen begeben Sie sich wieder in die gerade Position. Beim nächsten Ausatmen beugen Sie sich nach links, beim Einatmen sitzen Sie wieder aufrecht. Wiederholen Sie die Übung einige Male und stellen Sie sich vor, wie Sie nach jeder Seitenbeugung wieder in die Gerade kommen und sich dabei der Sonne entgegenstrecken. Nach jedem Tief kommt auch wieder ein Hoch.

Schlaf und gute Träume

Um gut schlafen zu können und süße Träume zu haben, sollten Sie nicht direkt vor dem Schlafengehen räuchern, sondern den Abend über. Meiden Sie Streitereien, Grübeleien und allzu aufregende Diskussionen oder Auseinandersetzungen. (Dazu gehört auch das abendliche Fernsehprogramm.) Manche Krimis oder Thriller führen nun einmal dazu, dass Sie nur schwer einschlafen können und die Handlung eventuell als Albtraum in den Schlaf hineinnehmen.

Wer zu viel im Kopf hat, in einer Lebenskrise steckt und mit Krankheiten zu kämpfen hat, darf sich nicht wundern, wenn er nicht gut schlafen kann. Jede Lebensveränderung, aber auch körperliche und seelische Einschnitte wie zum Beispiel die Wechseljahre, eine Trennung oder ein Verlust verursachen Schlafprobleme.

Ebenso können Bewegungsmangel, zu schweres Essen, Langeweile und körperliches Unausgelastetsein (weil man den Tag über zuviel sitzen musste) zu Einschlaf- und Durchschlafschwierigkeiten führen. Und wer gestresst ist, zu viel »um die Ohren« hat und im Dauereinsatz für Beruf und Familie ist, der leidet auch oftmals unter Schlafproblemen. Das Räuchern allein kann wenig ausrichten, wenn Sie Ihre Lebensgewohnheiten nicht kritisch überprüfen und verändern.

Führen Sie ein regelmäßiges Leben mit ausreichend sportlicher Betätigung (täglich!), pflegen Sie entspannende Rituale, entstressen Sie Ihren Alltag nachhaltig, geben Sie das Grübeln auf und gestalten Sie Ihren Abend friedlich und ruhig. Ein liebevolles Räucherritual unterstützt Sie dabei.

Geeignete Räucherstoffe

Melisse, Lavendel, Rosenblüten, Vanilleschoten, Tonkabohnen, Zimt, Fenchel, Kamille, Weihrauch, Apfelstücke, Bananenstücke, Guggul, Myrrhe.

Räuchervorschläge

- Räuchern Sie einen Teelöffel Lavendelblüten und einen Teelöffel Melisse,
- ein wenig Fenchel, eine halbe Vanilleschote und einige Rosenblüten,
- einen Teelöffel Lavendelblüten, einen Teelöffel Fenchel, eine Prise Zimt,
- einen Teelöffel Melisse, zwei Bananenscheibchen und zwei Lavendelblüten in der Aromalampe,
- Apfel- und Bananenstückchen in der Aromalampe,
- Myrrhe pur.

Begleitende Affirmation: Mein Inneres und mein Äußeres finden zur Ruhe. Ich schlafe schnell und friedlich, tief und fest ein. Ich gebe mich meiner natürlichen Müdigkeit hin und genieße die Erholung, die der Schlaf mir schenkt. Ich bleibe geduldig und erwarte den Schlaf mit Freude. Meine Träume sind entspannend und wohltuend. Ich schlafe wie ein Baby und fühle mich dabei sicher und geborgen.

Begleitendes Ritual: Setzen Sie sich aufrecht hin und umarmen Sie sich. Beginnen Sie nun, sanft den Oberkörper zu wiegen. Schaukeln Sie sich rhythmisch hin und her, vor und zurück. Schließen Sie die Augen und geben Sie sich dem einschläfernden Schaukelrhythmus hin. Sobald Sie müde sind, gehen Sie ins Bett. Das Wasch- und Zähneputzritual sollte vorher schon erfolgt sein.

Verzeihen und Vergeben

Schuldgefühle und seelische Verletzungen mit sich zu tragen bedeutet, sich selbst das Leben schwer zu machen. Allerdings bleibt kein Mensch davon verschont. Es wird im Leben immer wieder vorkommen, dass andere Menschen Sie verletzen und dass Sie wiederum anderen Menschen Unrecht tun und dann von Schuldgefühlen geplagt werden. Missverständnisse, direkte Angriffe, Betrug, Treulosigkeit, Dummheit, Unwissenheit oder Absicht führen zu Schuldgefühlen und Verletzungen. Gefühle von Wut, Frust, Enttäuschung, Bitterkeit, Groll und Unverständnis entstehen und belasten den Menschen körperlich und seelisch. Manchmal schleppt man diese Gefühle jahrelang offen mit sich herum, oft aber werden die Emotionen verkapselt und verdrängt, bis sich psychosomatische Beschwerden zeigen. Nicht selten hängen Rückenschmerzen, Herzbeschwerden, Bauchweh und unerklärliche Unterleibsbeschwerden, für die keine medizinische Ursache gefunden werden kann, mit verdrängten Gefühlen zusammen. Sich davon zu befreien ist Ziel des Verzeihens und Vergebens. Das Räuchern kann diesen Prozess unterstützen. Eine Möglichkeit haben Sie in diesem Buch bereits erfahren: Sie schreiben alles auf, jede einzelne Verletzung, jedes Unrecht, jedes Schuldgefühl. Der Zettel wird verbrannt, wenn Sie bereit zur Vergebung sind. Anschließend unterstützt ein lösender Rauch die Transformation und hilft Ihnen, alles Belastende loszulassen und den betroffenen Personen, den Lebensumständen, den Situationen, dem Leben und sich selbst zu verzeihen.

Geeignete Räucherstoffe:
Weihrauch, Mastix, Anis, Myrrhe, Kampfer, Wacholder, Zedernholz, Sweetgrass, Rosenblüten, Zimt, Gummiarabicum, Benzoe, Beifuß, Mistel, Esche, Beinwell, Ysop.

Räuchervorschläge:
- Die Harze werden einzeln geräuchert,
- Zedernholz, Wacholderbeeren und Anis zu gleichen Teilen mischen,
- Räuchern Sie einen Teelöffel Zimt, eine Handvoll Rosenblüten und einen Teelöffel Wacholderbeeren in der Aromalampe,
- Beifuß pur,
- Beinwell pur,
- je einen Teelöffel voll Eschenblätter mit Mistelteilen,
- Ysop pur gegen Schuldgefühle und das Verharren innerhalb verletzbarer Zustände.

Begleitende Affirmation: Ich verzeihe dir alles, was du mir angetan hast und erbitte Verzeihung für alles, was ich bewusst oder unbewusst verursacht habe. Mein Herz ist jetzt frei von Schuldgefühlen und seelischen Verletzungen. Ich fühle mich leicht und lasse alles los, was mich schwer und krank macht. Ich lasse leichten Herzens los und vergebe mir selbst. Ich befreie mich absolut und ohne Bedauern, um stark zu sein und meine Energie zurückzugewinnen. Ich bin ein Kind der Wahrheit und der Liebe und wende mich dem Licht der Vergebung zu.

Begleitendes Ritual: Setzen Sie sich aufrecht hin und legen Sie beide Handflächen über Ihr physisches Herz. Atmen Sie dann kräftig aus und führen Sie beide Arme kreisförmig vom Herzen weg und wieder zum Herzen zu. Dann atmen Sie ein und wiederholen den Kreis. Denken Sie: Ich verzeihe dir, du verzeihst mir, ich verzeihe mir selbst, ich lasse alles los.

2. SELBSTHEILUNGSKRÄFTE UND GESUNDHEIT

Bitte bedenken Sie, dass Beschwerden, Schmerzen und Krankheiten immer von einem erfahrenen Mediziner behandelt werden müssen! Das Räuchern unterstützt ergänzend die therapeutischen Maßnahmen und dient dazu, die Selbstheilungskräfte anzuregen. Bei einigen Beschwerden kann es Linderung verschaffen.

Allgemeine Abwehrsteigerung und Anregung der Selbstheilungskräfte

Ein starkes Immunsystem baut sich nicht allein über das Räuchern auf. Sie müssen Ihren Lebenswandel kritisch überprüfen und neu gestalten. Die Grundvoraussetzungen für körperliche Vitalität sind eine gesunde, ausgewogene Ernährung mit vielen Vitalstoffen, frischem Obst und Gemüse, viel Bewegung (ohne Übertreibung), ausreichend Schlaf, harmonische Beziehungen zu anderen Menschen, einem Quäntchen Humor in allen Lebenslagen, einem offenen Herz und Gefühle, die ausgelebt werden können. Seelische Ausgeglichenheit gehört ebenso dazu. Wer traurig ist, sich einsam und verlassen fühlt und den Eindruck hat, vom Leben benachteiligt zu sein, der wird eher krank. Das Räuchern unterstützt sanft und nachhaltig alle Faktoren, die zum Aufbau des Immunsystems beitragen und dafür sorgen, dass der Körper all seine Selbstheilungskräfte mobilisiert.

Geeignete Räucherstoffe:
Thymian, Salbei, Orangen, Zitronen, Ingwer, Minze, Jasmin, Myrte, Rosmarin, Kamille, Fenchel.

Räuchervorschläge:

- Räuchern Sie Zitronen- oder Orangenstücke pur in der Aromalampe,
- je einen Teelöffel Fenchel, Rosmarin und Thymian,
- je einen halben Teelöffel Ingwer, Minze, Kamille und Salbei,
- eine große Zitronenscheibe mit einem Teelöffel Salbei in der Aromalampe,
- eine große Orangenscheibe, eine Prise Jasmin und einen Teelöffel Thymian.

Begleitende Affirmation: Ich gehe achtsam mit meinem Körper um und gönne ihm nur das Beste. Mein Körper ist mein Tempel, deshalb verwöhne ich ihn so, dass er heil und gesund sein kann. Ich schlafe ausreichend, bewege mich viel und ernähre mich mit vielen frischen Produkten, damit mein Immunsystem optimal arbeiten kann. In mir wirken all meine Selbstheilungskräfte. Ich bin stark, mir selbst zu helfen. Ich bin heil und gesund.

Begleitendes Ritual: Setzen Sie sich aufrecht hin und stellen Sie sich vor, Sie müssten eine Kerzenflamme auspusten. Spitzen Sie die Lippen und pusten Sie schnell und kräftig im fließenden Rhythmus. Beginnen Sie zuerst langsam, dann steigern Sie Ihr Tempo. Beim Pusten wird Ihr Bauch kräftig nach innen gezogen. Beenden Sie die Übung, bevor Ihnen schwindelig wird. Fünfzehn bis zwanzig Sekunden reichen.

Schmerzlinderung

Das Räuchern kann dazu beitragen, körperliche Schmerzen zu lindern, besonders bei Kopfschmerzen. Allerdings kann ein künstlicher Geruch eben diese Kopfschmerzen verursachen, deshalb sollten Sie stets immer nur echte Pflanzen räuchern. Suchen Sie begleitend zur Räucherung immer einen Arzt auf, wenn die Schmerzen nicht innerhalb eines Tages von alleine verschwinden. Hier hilft nur Ursachenforschung und -Beseitigung. Überlegen Sie darüber hinaus, ob nicht unterdrückter Groll, vergrabene und verdrängte Emotionen, Schuldgefühle und seelische Verletzungen die Ursache Ihrer schmerzhaften Zustände sind. Im Abschnitt über das Verzeihen finden Sie ein wichtiges Ritual, um sich von solchen Beschwerden zu lösen. Auf jeden Fall sollten Sie psychologische Hilfe in Anspruch nehmen, wenn Sie Ihre Beschwerden nicht alleine lösen können.

Geeignete Räucherstoffe:
Lavendel, Koriander, Fichte und Tanne, Minze, Myrte, Kamille, Gewürznelke, Weihrauch, Wacholder, Zimt, Rosmarin, Copal, Guggul.

Räuchervorschläge:
- Räuchern Sie Lavendel pur (zur Beruhigung),
- Weihrauch pur,
- Koriander (Kopfschmerzen),
- Guggul (Rheuma und Entzündungen, Unterleibsschmerzen bei Frauen),
- Copal pur (Zahnschmerzen, Bauchschmerzen),
- einen Teelöffel voll Fichtennadeln mit je einem Teelöffel Minze und Kamille vermischt,
- drei Gewürznelken, einen Teelöffel voll Wacholderbeeren und eine halbe Zimtstange,
- einen ganzen Rosmarinzweig mit zwei oder drei Lavendelblüten.

Begleitende Affirmation: Ich bin frei von allen Beschwerden. Mein Körper fühlt sich gut an. Ich fühle mich rundherum wohl und geborgen. Es gelingt mir, alle Schmerzen loszulassen, um leicht und unbeschwert zu sein. Ich lenke meine Aufmerksamkeit auf körperliche Vollkommenheit und Heilung. Ich bin heil und gesund.

Begleitendes Ritual: Legen Sie eine Hand auf die schmerzende Körperstelle und schicken Sie Ihren Atemfluss genau dorthin. Atmen Sie tief und langsam ein und aus und konzentrieren Sie sich auf den fließenden Atemrhythmus. Schließen Sie die Augen und stellen Sie sich vor, wie durch die Wärme Ihrer Hand und die Kraft Ihres Atems Heilung in Sie hineinströmt.

Erkrankungen der Atemwege

Für die Atemwege hält das Räuchern eine ganze Palette an Stoffen bereit, die nachweislich wirken. Vor allem Erkältungskrankheiten, Husten, Schnupfen, Heiserkeit und Halsschmerzen, reagieren auf den Rauch positiv. Es kommt zur Schleimlösung und zur Linderung von Beschwerden. Der Genesungsprozess kann sich beschleunigen, die Atemwege werden gereinigt und mit neuer Lebendigkeit erfüllt. Nehmen Sie sich also öfter am Tag Zeit für eine Rauchinhalation. Unterdessen können Sie mit Kräutersalben, Wickeln und Dampfinhalationen über dem Wasserbad zusätzlich Erleichterung erfahren.

Geeignete Räucherstoffe:
Fichte und Tanne, Kampfer, Kamille, Beifuß, Thymian, Salbei, Wacholder, Zeder, Zimt, Zypresse, Lorbeer, Minze, Brennnessel, Huflattich, Spitzwegerich, Guggul, Benzoe, Eukalyptus.

Räuchervorschläge:

- Räuchern Sie Kamille pur,
- Thymian pur,
- Benzoe pur,
- einen Teelöffel Salbei mit einem Teelöffel Fichten- oder Tannennadeln,
- einen halben Teelöffel Salbei mit einem halben Teelöffel Wacholderbeeren und zwei Zypressenspitzen,
- jeweils ein halber Teelöffel Minze, Kamille, Beifuss, Thymian und Salbei,
- jeweils ein halber Teelöffel Spitzwegerich und Huflattich,
- Eukalyptus pur.

Begleitende Affirmation: In meiner Brust löst sich alles. Ich kann wieder frei durchatmen und fülle meine Lungen mit Sauerstoff, mit Frische und neuer Energie. Mein Atem ist frei und leicht. Ich bin ganz offen, um den Segen der Welt einzuatmen. Ich bin heil und gesund.

Begleitendes Ritual: Setzen Sie sich aufrecht hin und legen Sie beide Handflächen entweder direkt über den Brustkorb oder über den Hals, je nach dem, wo Sie stärkere Beschwerden haben. Atmen Sie ganz normal weiter, so gut Sie können. Spüren Sie die Wärme Ihrer Hände und stellen Sie sich vor, wie heilende Lichtkraft aus den Handflächen in Ihren Brustkorb, Ihren Kopf- und Halsbereich fließt.

Erkrankungen des Verdauungssystems

Viele Menschen leiden unter Verdauungsbeschwerden, gegen die die Natur eine Menge wirksamer Pflanzen bereithält. Überprüfen Sie Ihre Essgewohnheiten und suchen Sie bei schwerwiegenden Verdauungsbeschwerden einen Arzt auf. Räuchern unterstützt die Magen-Darm-Funktion und hilft bei Übelkeit und Blähungen.

Mittlerweile gibt es Studien, die belegen, dass Weihrauch bei entzündlichen Prozessen im Körper sehr gut heilt. Das gilt auch für entzündliche Magen-Darm-Erkrankungen mit chronischem Charakter, etwa Morbus Crohn oder Colitis Ulcerosa. Räuchern mit Weihrauch kann also die Therapie unterstützend begleiten.

Geeignete Räucherstoffe:
Kümmel, Anis, Fenchel, Kamille, Minze, Rosmarin, Zimt, Vanilleschoten, Kardamom, Apfelstücke, Basilikum, Beifuß, Liebstöckel, Weihrauch, Copal.

Räuchervorschläge:

- Räuchern Sie einen Teelöffel voll Kümmel mit jeweils einem Teelöffel voll Fenchel und Anis,

- Anis pur,
- Fenchel pur,
- einige Apfelstücke mit einer Prise Zimt und einem Teelöffel Kümmel in der Aromalampe,
- jeweils einen halben Teelöffel Beifuß, Liebstöckel und Basilikum,
- jeweils einen Teelöffel Fenchel und Kamille,
- Weihrauch pur,
- Copal pur.

Begleitende Affirmation: Mein Bauch fühlt sich wohl. Ich kann alles loslassen, was mir Beschwerden verursacht. Meine Verdauungsorgane funktionieren optimal, denn ich hege und pflege sie mit Liebe und Aufmerksamkeit. Ich esse nur gut verdauliche Nahrung und lasse mir Zeit beim Essen. Ich genieße es, wohlschmeckende Nahrung zu mir zu nehmen, die mich heilt und mich gesund macht.

Begleitendes Ritual: Setzen Sie sich aufrecht hin und legen Sie beide Hände auf den Bauch. Atmen Sie tief und langsam in den Bauch hinein und lassen Sie mit jedem Atemzug Liebe und Licht in Ihr Verdauungssystem fließen. Nach etwa zwei Minuten spitzen Sie die Lippen und atmen aus, als wollten Sie eine Kerzenflamme auspusten. Beim Pusten zieht sich der Bauch ganz nach innen. Das massiert die inneren Organe. Pusten Sie so fünfzehn Sekunden lang. Dann atmen Sie noch einmal eine Minute lang nur in den Bauch hinein.

Abnehmen und Suchtkontrolle

Mit Räuchern abnehmen und vom Rauchen weg kommen? Das Räuchern ersetzt zwar keine fundierte Ernährungsberatung und auch keine Ernährungsumstellung, aber es unterstützt Ihre Entscheidung, besser auf die Ernährung zu achten, abnehmen zu wollen und sich das Rauchen abzugewöhnen. Da Schmecken und Riechen miteinander verbunden sind, liegt es nahe, die Sucht nach dem unkontrollierten Essen und Schmecken durch das Riechen zu ersetzen.

Oft ernähren sich die Menschen gar nicht so falsch. Sie essen auch nicht allzu viel und allzu ungesund. Ihre Ernährung ist vielleicht ein wenig zu üppig und zu gehaltvoll. Was sie wirklich dick macht, sind die vielen Schleckereien, die nebenher und zusätzlich zu den Hauptmahlzeiten gegessen werden, um Frustgefühle zu kompensieren. Da ich jahrelang Gummibären gegessen habe, weiß ich, wovon ich rede, auch wenn ich nie Figurprobleme hatte. Es fühlte sich gut an, mich nach einem stressigen Tag mit süßem Naschwerk zu verwöhnen. Aber auch Gefühle von Langeweile, Erschöpfungszustände, Stress und die vermeintliche Sinnlosigkeit des Alltags werden über das Naschen kompensiert. Zum Naschen gehören fettige Chips, Salzstangen und Salzgebäck genauso wie Kekse, Schokolade, Riegel und jede Art von Gummibären. Die größte Hürde wird sein, diese Dinge nicht mehr einzukaufen! Denn wenn Sie Ihre Seelentröster zuhause haben, liegt der Griff zum Naschregal nahe. Lagern die Naschereien erst einmal im Regal, greifen Sie immer wieder danach. Also, noch einmal: Kein Naschwerk mehr einkaufen! Gehen Sie pappsatt zum Einkaufen. Nur dann können Sie sich überlisten. Investieren Sie Ihr Geld lieber in Räucherstoffe! Und dann schnuppern Sie, sobald die Sucht nach Naschereien auftaucht. Das gilt auch für die Zigarettensucht. Zuerst müssen Sie den Willen aufbringen, mit dem Naschen oder mit dem Rauchen aufzuhören. Dann stehen Ihnen Räucherstoffe, kalorienarme Kaugummis und Nikotinkaugummis zur Verfügung. Jetzt gilt es nämlich, lieb gewonnene Gewohnheiten zu durchbrechen. Und das kann hart sein. Denn es war schließlich so gemütlich, nach dem Essen noch zu naschen oder zu rauchen oder beim Fernsehen die Chipstüte auszupacken und sich eine Zigarette zu gönnen.

Immer, wenn die Gewohnheit hervorbricht und Sie schier um den Verstand bringt, zünden Sie Ihr Räucherwerk an! Schnuppern Sie so oft Sie können. Füllen Sie sich mit gesundem Rauch. Aber kaufen Sie um Gottes Willen kein Naschwerk oder Zigaretten mehr ein!

Geeignete Räucherstoffe:
Vanilleschoten, Anis, Sternais, Lavendel, Tonkabohnen, Gewürznelken, Weihrauch, Benzoe, Guggul, Dammar, Styrax, Sweetgrass, Kaffeebohnen, Kakaoschalen, Zimt, Zedernholz, Sandelholz, Früchte, Teebeutel, Früchteteemischungen, Zitronen, Orangen, Mandarinen.

Räuchervorschläge:
- Räuchern Sie zwei Vanilleschoten mit ein wenig Lavendel, einer Tonkabohne und zwei Gewürznelken,
- alle Harze pur,
- einen Teelöffel Anis, drei Stück Sternais, eine Prise Zimt und eine halbe Vanilleschote,
- Sandelholz pur,
- je einen Teelöffel Sandelholz und Zedernholz,
- Kaffeebohnen pur,
- einen Teelöffel Kakaoschalen, eine Scheibe Zitrone, eine Scheibe Orange in der Aromalampe,
- einen Teebeutel in der Aromalampe.

Begleitende Affirmation: Ich bin willensstark und versorge meinen Körper nur mit besten Lebensmitteln. Meine innere Stärke unterstützt mich, mir neue Gewohnheiten zuzulegen und alles andere loszulassen. Ich tauche ein in den Duft der Lebendigkeit und fülle meinen Körper mit gesunden Räucherstoffen. Ich gestalte mein Leben kreativ und bin frei von allen Lastern.

Ich genieße es zu erleben, wie sich mein Körper erholt. Mein Körper ist gesund und heil. Ich bin schön, vital und schlank.

Begleitendes Ritual: Setzen Sie sich aufrecht hin und halten Sie mit einem Finger ein Nasenloch zu. Atmen Sie durch das freie Nasenloch tief aus und wieder ein. Halten Sie jetzt mit einem anderen Finger das andere Nasenloch zu und atmen Sie wieder durch das freie Nasenloch tief aus und wieder ein. Wechseln Sie wieder das Nasenloch. So geht es nun hin und her. Immer atmen Sie durch das gerade freie Nasenloch erst tief aus und dann wieder ein. Führen Sie die Übung mindestens drei Minuten lang aus. Diese Atemübung beruhigt ungemein und bringt Sie wieder ins Gleichgewicht, sodass Sie Gewohnheiten und Süchten besser widerstehen können.

3. RÄUCHERANWENDUNGEN IM KREISLAUF DES LEBENS

Das menschliche Leben gliedern immer wiederkehrenden Rhythmen. Am Anfang stehen Zeugung, Schwangerschaft und Geburt. Dann durchläuft der Mensch eine Vielzahl an Lebensphasen und Stationen, die seine Seele wachsen und reifen lassen. Übergangszeiten sind stets ideale Zeiten für das Räuchern, wenn auch diese Zeiten zum Teil nicht mehr offiziell gefeiert werden. Dennoch ist es für das seelische Wohl von Vorteil, wenn ein Räucherritual den Übergang erleichtert. Die folgenden Räucherrituale können alleine begangen werden. Schöner aber ist es, wenn sie in einer Gruppe angemessene Würdigung erfahren. Ich möchte Ihnen Mut machen, solche Gruppenrituale zu initiieren. Und wenn dies nicht immer möglich ist, haben Sie dennoch viel Freude, für sich selbst ein Ritual abzuhalten.

Schwangerschaft, Geburt und Babyzeit

Während der Schwangerschaft sind einige Düfte tabu. Dazu gehören viele Gewürze wie etwa Oregano oder Majoran. Italienische Gewürzmischungen, Kräuter der Provence und alle herben Kräuter sowie alle stark riechenden Harze sollten während der Schwangerschaft nicht gerochen werden. Sie können Übelkeit, Unterleibsbeschwerden, im schlimmsten Fall vorzeitige Wehen auslösen. Beispielsweise ist Copalharz wehenfördernd und sollte ausschließlich zur Geburtseinleitung verwendet werden. Während der Schwangerschaft herrscht zudem im Körper eine andere hormonelle Situation, Schwangere reagieren sehr empfindlich auf Gerüche. Da ich Schwangeren-Yoga-Kurse unterrichte und selbst drei Kinder geboren habe, weiß ich, wie anders das Geschmacks- und Geruchserlebnis während der Schwangerschaft sein kann. Auch Babys haben feine Nasen. Herbe Kräuter sorgen für Unstimmigkeiten, Babynasen lieben zarte, weiche, feine und süßliche Gerüche, die für Geborgenheit und ein Gefühl des Vertrauens sorgen. Die unten genannten Räucherstoffe können Sie deshalb ganz unbedenklich während der Schwangerschaft und Babyzeit verwenden. Das Räuchern während der Geburt ist möglich, allerdings sollten Sie ausschließlich in der Aromalampe räuchern und eventuell ganz auf ätherische Öle zurückgreifen. Dennoch: Vanilleschoten sind ganz schnell in der Aromalampe angezündet und schenken der Gebärenden Selbstvertrauen und Geborgenheit. Auch ein wenig Lavendel in der Aromalampe kann die Nerven beruhigen, während der Geruch einer Zitrone noch einmal alle Kräfte mobilisiert und stark macht für die letzte Phase der Entbindung.

Geeignete Räucherstoffe:
Rosenblüten, Lavendel, Vanilleschoten, Tonkabohnen, Anis, Fenchel, Früchteteemischungen, Sternais, Gewürznelken, Orangen, Zitronen, Beerenfrüchte, Apfelstücke, Kamille, Ringelblume, Holunderblüte, Zimt, Früchtebeutel, flüssiger Honig, Vanillezucker, Kakaoschalen, Kakaopulver, Salbei, Thymian, Zypresse, Copal.

Räuchervorschläge für den Kinderwunsch:
- Räuchern Sie Salbei pur,
- Vanilleschote und Zypressenspitzen.

Räuchervorschläge für Schwangere:
- Räuchern Sie Rosenblüten, Lavendel und Apfelstücke in der Aromalampe,
- Beerenfrüchte in der Aromalampe,

- eine Vanilleschote, eine Tonkabohne und eine Prise Kamille,
- jeweils einen Teelöffel Kamille, Fenchel und Anis, dazu zwei Stück Sternais und drei Gewürznelken,
- eine Orangenscheibe und eine Vanilleschote in der Aromalampe,
- Thymian pur zum Schutze der Schwangerschaft.

Räuchervorschläge für die Entbindung:

- Für die Eröffnungsphase: eine Vanilleschote und ein wenig Lavendel.
- Für die Übergangs- und die Pressphase: eine Scheibe Zitrone und eine Zimtstange, eventuell auch noch einmal Lavendel, falls die Nerven blank liegen.
- Räuchern Sie Copal zur Wehenförderung und damit die Entbindung schneller voranschreitet.
- Zypressenspitzen für eine sanfte Entbindung,
- Für die Nachgeburtsphase: Vanille und Orange zum Kennenlernen des Babys,
- Guggul zur Regeneration der Gebärmutter nach der Entbindung,
- Thymian gegen Brustentzündungen, zur Regeneration der Gebärmutter und zum Schutze des Babys,
- Zypressenspitzen zur Rückbildungsförderung und zur Regeneration der Gebärmutter.

Räuchervorschläge für die Babyzeit:

- Vanille und Orange sind die absoluten Babyfavoriten!
- Räuchern Sie Fenchel, Kamille und Anis zu gleichen Teilen mit einer Prise Zimt,
- eine Vanilleschote mit einem Teelöffel Lavendel,
- Beerenfrüchte auf der Aromalampe,
- Mandarinenstückchen auf der Aromalampe,
- Früchteteemischungen,
- Früchteteebeutel,
- Apfelstücke mit einem Tropfen Honig in der Aromalampe.

Räucherritual für den Kinderwunsch:
Unsere Vorfahren wussten, wie sie die kleine Seele des Ungeborenen ins Leben einluden. Die Frau, die sich ein Kind wünschte, ging an einen verschwiegenen Ort und bat die Seele, ins Leben zu kommen. Dazu lauschte sie tief in ihr Inneres hinein und versuchte, die Seelenmelodie der kleinen Seele zu erkennen. Das war eine kleine Melodie, die immer wieder in ihr erklang. Am Feuer saß sie nun und sang diese Melodie. Sie brachte das Lied allen Familienmitgliedern bei, und so saßen sie ums Feuer, warfen Räucherwerk in die Glut und summten oder sangen das Seelenlied.

Wenn Ihnen danach ist, können auch Sie gemeinsam mit Ihrem Partner ein Räucherritual anstimmen. Setzen Sie sich zusammen und entzünden Sie die Räucherstoffe, die Sie intuitiv wählen und die der Stimmung der kleinen Seele entsprechen. Ergreifen Sie dann die Aromalampe, die Schale oder das Glas mit dem Sieb gemeinsam mit Ihrem Partner und sprechen Sie laut: »Ich lade dich ein in diese Welt. Sei herzlich willkommen in meinem Bauch. Möge mein Körper ein liebevolles Nest für dich sein, sodass du dich wohl fühlen kannst. Dein Vater und ich freuen uns auf dich. Wir lieben dich und wünschen uns, dass du bald zu uns kommst.«

Wenn Sie Ihre Schwangerschaft ohne Partner erleben oder Ihr Partner kein Interesse am Räuchern hat, seien Sie nicht enttäuscht, sondern führen Sie das Ritual eben allein aus. Sind Sie musikalisch, können Sie sich beim Räuchern auf das Singen oder Summen einer Melodie einlassen, die Ihnen just jetzt in den Kopf kommt, das Seelenlied der kleinen Seele.

Räucherritual für die Schwangerschaft:
Entzünden Sie die Räucherstoffe, die Ihnen im Augenblick gut tun und angenehm sind. Setzen Sie sich aufrecht hin, beugen Sie sich nun ein wenig nach vorn, strecken Sie dabei die Arme aus und »schöpfen« Sie mit den Händen von dem Rauch. Führen Sie symbolisch den Rauch auf sich zu und dann zu Ihrem Baby-Bauch. Legen Sie die Hände auf den Bauch und atmen Sie ganz tief zum Baby

hin. Sagen Sie dabei laut: »Ich heiße dich willkommen in meinem Bauch. Du wirst sehr geliebt. Ich freue mich, dass es dich gibt. Wachse und gedeihe in aller Ruhe. Ich schicke dir meine Liebe und meine guten Gedanken, denn wir sind miteinander verbunden.«

Räucherritual für die Babyzeit:
Entzünden Sie einen lieblichen, süßlichen Duft, der auf jeden Fall Orange und Vanille enthält. Setzen Sie sich dann mit Ihrem Baby auf dem Schoß vor das Räucherwerk und fächeln Sie sich mit einer Hand den Rauch zu. Sprechen Sie laut einen Segenswunsch für Ihr Baby: »Ich bin dankbar, dass es dich gibt und dass ich dich habe. Bleibe gesund und voll Lebensfreude. Meine Liebe wird dich lebenslang begleiten. Fühle dich beschützt und geborgen.«

Namensgebung und Taufe

Viele Menschen wünschen sich neben der traditionellen Taufe ein ganz eigenes Fest, das ihr Kind auf dieser Welt willkommen heißt. Andere möchten ihr Kind nicht kirchlich taufen lassen, wollen aber dennoch ein an die Taufe angelehntes Fest feiern. Auch wenn Sie sich gar nicht entschließen, ein größeres Fest im Familienkreis zu feiern, können Sie mit Hilfe eines Räucherrituals auf jeden Fall Ihr Kind im Leben begrüßen und willkommen heißen. Dieses Ritual können Sie allein mit Ihrem Baby begehen, zusammen mit Ihrem Partner und den Geschwistern des Babys oder eben in einer größeren Gruppe. Räucherrituale, als besonderes Fest gefeiert, helfen Ihrem Kind, als kleine Seele in diesem Körper und in diesem Dasein gut anzukommen.

Geeignete Räucherstoffe:
Weihrauch, Myrrhe, Zedernholz, Rosmarin, Rose, Lavendel, Wacholder, Benzoe, Vanille, Anis, Sternais, Gewürznelken, Kakaoschalen, Tonkabohne, Guggul, Sandelholz, Eiche und Esche, Angelikawurzel, Ysop.

Räuchervorschläge:

- Räuchern Sie Weihrauch und Myrrhe, um das Kind und sein Leben zu segnen,
- Lavendel, Vanille, Anis, Sternais und Tonkabohne als Bitte für Licht, Liebe, Glück, Wohlstand und Heiterkeit im Leben des Kindes,
- Rose und Lavendel für ein unbeschwertes Leben voller Leichtigkeit und Liebe,
- Zedernholz, Wacholder und Gewürznelken für Tatkraft und Energie,
- Wacholder, damit die kleine Seele im Körper und im Leben gut ankommt und im Dasein Fuß fasst,
- Sandelholz, Angelikawurzel, Eiche und Esche, damit es im Leben stets gut geerdet ist,
- Ysop als Schutz- und Segensvermittlung.

Räucherritual zur Namensgebung des Kindes im Familienkreis: Entzünden Sie Räucherkohle oder ein offenes Feuer im Feuertopf oder ein Lagerfeuer. Legen Sie Ihr Räucherwerk und einige Reiskörner bereit. Die Reiskörner dienen dazu, die Fruchtbarkeit zu symbolisieren. Jedes Familienmitglied erhält ein wenig Räucherstoff und überlegt sich einen Wunsch für das Baby (wie im Märchen Dornröschen, wo die guten Feen dem Kind jeweils einen Wunsch gewähren). Jedes Familienmitglied ist jetzt eine gute Fee und wird dem Kind einen Wunsch für den Lebensweg mitgeben.

Ein Elternteil hält das Baby, der andere spricht, oder beide Elternteile halten das Baby und ein Pate spricht: »Dein Name sei (den Namen des Kindes aussprechen). Ich heiße dich herzlich willkommen im Leben und freue mich, dass du auf der Welt bist. Glück und Segen sollen über deinem Leben stehen und dich immer begleiten. Licht und Liebe sollen ebenfalls deine Wegbegleiter sein. Glaube stets fest an dich selbst, so wie wir alle an dich glauben. Unsere Liebe umsorgt dich. Wir sind so dankbar, dass es dich gibt. Möge der Segen von Mutter Erde und Vater Himmel immer bei dir sein. Möge dein Seelenlicht hell erstrahlen und diese Welt durch dein Dasein ein wenig reicher und schöner machen. Wisse, dass du beschützt bist auf all deinen Wegen. So spreche ich noch einmal deinen Namen (den Namen des Kindes aussprechen). Dein Leben ist gesegnet. Unsere guten Wünschen sollen dich führen und begleiten.«

Das Elternteil oder der Pate wirft als erster sein Räucherwerk ins Feuer (oder legt es auf die Räucherkohle). Dann darf jeder einzelne seinen Wunsch für das Baby laut aussprechen und ebenso sein Räucherwerk dazu legen. Anschließend wirft jeder Reiskörner ins Feuer.

Dieses Ritual lässt sich auch gut allein mit dem Baby ausführen. Das Baby bleibt dabei im Kindersitz, während ein Elternteil das Ritual ausführt.

Die Kleinkinder- und Schulzeit

Je früher ein Kind an die Natur herangeführt wird, desto eher lernt es, ihre Kräfte für sich zu nutzen und sich nicht abhängig zu machen von Computern und der nüchternen Welt der Technik. Mit Entsetzen sehe ich, wie Kinder heute nur noch Augen für den Gameboy, das Fernsehen und Computerspiele haben. Im Kindergarten wird dieser Entwicklung noch einigermaßen entgegengesteuert, aber dann siegen bald die Errungenschaften der Moderne, die sehr wohl ihren Platz in der modernen Gesellschaft haben. Doch meistens bleibt unseren Kindern nichts anderes mehr als stundenlanges Fernsehen, zu wenig Bewegung im Freien, Computerspiele und technisches Spielzeug. Kein Wunder, dass viele Kinder verhaltensauffällig und oft viel zu dick sind. Ihre Kinder benötigen eine strenge Hand, die sie behutsam durch die moderne Welt führt und ihnen gleichzeitig den Sinn für die lebendige Welt erhält. Als Elternteil sind Sie gefordert! Kleine Kinder lassen sich anfangs noch für alles begeistern, sie lieben es, jede Schnecke zu beobachten, jeden Grashalm anzufassen und die Welt mit staunenden Augen zu betrachten. Unterstützen Sie diese natürliche Offenheit Ihres Kindes und gehen Sie so oft wie möglich in den Wald, auf Felder und Wiesen, um zum Beispiel die Kräuter für Ihre Räucherrituale selbst zu pflücken. Das wird Ihnen und Ihrem Kind besonderen Spaß und Ihr Kind schon frühzeitig mit der faszinierenden Räucherwelt vertraut machen.

Nicht nur Kinder lieben das offene Feuer, und am Lagerfeuer können Sie zum Beispiel miteinander die ersten Räuchererfahrungen feiern. Aber auch zuhause kann Ihr Kind eine eigene Aromalampe bekommen, die nur ihm allein gehört und die es für eigene Forschungen nutzen kann. Zeigen Sie Ihrem Kind, wie es seine selbst gesammelten Kräuter trocknet. Bei gekauften Harzen, Gewürzen und Räucherstoffen lassen Sie Ihr Kind selbst aussuchen, was ihm im Augenblick gut tut. Bieten Sie ihm Ihren ganzen Küchenschrank zum Experimentieren an und halten Sie auf jeden Fall das brennende Räucherwerk im Auge. Sie dürfen Ihr Kind nie mit dem Feuer allein lassen, auch nicht, wenn es »nur« in der Aromalampe räuchert!

Kinder suchen sich intuitiv das richtige Kraut für sich aus. Wenn Ihr Kind Schularbeiten macht, dann lassen Sie es am Küchentisch arbeiten (in Ihrer Nähe) und entzünden mit ihm ein Räucherwerk, das die Konzentration fördert (siehe entsprechenden Abschnitt im Buch).

Geeignete Räucherstoffe für Kleinkinder, Kindergarten- und Schulkinder:
Vanilleschoten, Kamille, Fenchel, Kümmel, Sternais, Anis, Lavendel, Tonkabohnen, Rosmarin, Basilikum, Pfefferkörner, Früchte, Teebeutel, Früchteteemischungen, Kokosflocken, Lemongrass, Sweetgrass, Weihrauch, Kakaoschalen, Mastix, Schafgarbe.

Räuchermischungen für Kleinkinder:

- Räuchern Sie Vanilleschoten mit einer Prise Anis und Fenchel,
- einen Teelöffel Kümmel, eine Tonkabohne, eine halbe Vanilleschote, zwei Stück Sternais,

- einige Lavendelblüten mit einer Tonkabohne und einer Vanilleschote,
- Orangenscheiben und Vanilleschoten,
- Früchteteemischungen,
- Teebeutel in der Aromalampe,
- Mastix pur, wenn das Kind traurig ist,
- Schafgarbe pur, damit das Kind sich beschützt fühlen kann.

Räuchermischungen für Kindergarten- und Schulkinder:
- Lassen Sie Ihr Kind selbst sein Rezept kreieren. Ihr Kind soll seiner Fantasie freien Lauf lassen können.
- Früchte sind immer geeignet.

Das Räucherwunschritual: Dieses Ritual ähnelt dem der Namensgebung. Haben Sie nicht auch noch Wünsche und Träume? Was ist mit Ihrem inneren Kind? Fühlt es sich wohl? Zusammen mit Ihrem Sprössling können Sie zuhause über Ihrem Räucherwerk oder gemeinsam am Lagerfeuer ein Wunschritual ausführen. Dazu brauchen Sie einen Räucherstoff Ihrer Wahl. Welcher Räucherstoff kommt Ihrem Wunsch am nächsten? Oder Sie und Ihr Kind suchen sich ganz intuitiv einen Räucherstoff aus. Zusätzlich brauchen Sie Reiskörner. Sie symbolisieren die Fruchtbarkeit, schließlich soll Ihr Wunsch Früchte tragen und erfolgreich sein. Denken Sie und ihr Kind nun ganz fest an Ihre Wünsche und werfen Sie gemeinsam Ihre Räucherstoffe (ungefähr einen Esslöffel voll) ins offene Feuer oder legen sie auf die Räucherkohle. Danach werfen oder legen Sie einige Reiskörner hinterher. Sagen Sie beide laut: »Mein Wunsch erfülle sich. Ich glaube fest daran.«

Nehmen Sie sich anschließend fest in die Arme – Sie und Ihr Kind. Dann lösen Sie sich voneinander und legen Ihre Handflächen aneinander. Ihre Hände treffen die Hände Ihres Kindes. So beschließen Sie, dass Ihre Wünsche in Erfüllung gehen.

Pubertät

Die Pubertät ist für die Eltern, aber auch für den Jugendlichen eine schwierige Lebensphase. Es gilt, sich von den Eltern zu lösen und einen eigenen Weg zu finden. Das geht manchmal nur mit vielen Reibereien. Auf beiden Seiten herrscht »dicke Luft«, gibt es Meinungsverschiedenheiten und Streitereien. Vielen Eltern fällt es schwer, in ihrer Tochter oder ihrem Sohn einen bald erwachsenen Menschen zu sehen. Und vielen Jugendlichen fällt es schwer, die Ängste ihrer Eltern zu verstehen.

Räucherrituale werden während der Pubertät weniger an der Tagesordnung sein. Es kann durchaus sein, dass Ihr Jugendlicher ganz plötzlich diesen »Eso-Mist« verdammt, auch wenn Sie jahrelang erfolgreich miteinander geräuchert haben. Oder er entdeckt das Räuchern ganz für sich allein, aber dann gefälligst ohne Sie als Elternteil und nur nach den eigenen Regeln. Ich kann dazu nur sagen: Lassen Sie es geschehen. Als Mutter von mittlerweile fünf Jugendlichen (drei eigenen und zwei Stiefkindern) sehe ich diese Lebensphase sehr gelassen. Ihr Jugendlicher macht seine eigenen Erfahrungen, und Sie stehen ihm ein wenig »unsichtbar«, aber im Notfall immer greifbar zur Seite.

Ein einschneidendes Ereignis im Leben eines Heranwachsenden ist der 18. Geburtstag. Ein Jugendlicher wird höchst wahrscheinlich zwei Feste feiern: eines mit der Familie und eine Party mit seinen Freunden und Kumpels, auf der er es krachen lässt.

Wenn Sie möchten, schenken Sie ihm doch neben dem anderen, das er von Ihnen erhält, eine schöne Räucherschale samt Zubehör, dazu ein Stück Weihrauch. Weihrauch ist ein sehr »feierliches« Harz. Überreichen Sie ihm dieses Geschenk als Symbol des Erwachsenseins. Ob er dann gemeinsam mit Ihnen räuchert, müssen Sie ihm selbst überlassen. Vielleicht bewahrt er diese Schale auch nur auf für einen späteren Zeitpunkt. Auf jeden Fall weiß er jetzt, dass Sie ihn damit »loslassen«. Um sich zu erleichtern, dass Ihr Jugendlicher von seiner Kindheit Abschied nimmt, begehen Sie alleine ein Räucherritual, das Ihr Kind freudvoll ins Leben entlässt.

Geeignete Räucherstoffe für das Loslassen des Jugendlichen: Weihrauch, Myrrhe, Zimt, Zedernholz, Sweetgrass, Benzoe, Gummiarabicum, Rosenblüten.

Räuchervorschläge:

- Räuchern Sie Weihrauch pur,
- Myrrhe, Sweetgrass und Rosenblüten zu gleichen Teilen,
- einen Teelöffel Zedernholz, eine Zimtstange und ein wenig Sweetgrass,
- Rosenblüten pur (wenn Ihnen das Herz blutet, weil Ihr »Baby« erwachsen ist).

Ritual zum Loslassen des Jugendlichen: Entzünden Sie das Räuchermaterial und halten Sie beide Hände weit genug über dem Rauch. Ziehen Sie dann den Rauch zu sich heran und legen Sie beide Hände übereinander auf den Brustkorb. Atmen Sie dabei ein. Beim Ausatmen öffnen Sie die Arme und strecken Sie zu den Seiten. Halten Sie nun die Arme eine kleine Weile geöffnet und stellen Sie sich vor, wie Sie Ihr Kind ins eigene Leben entlassen. Sagen Sie laut: »Gehe deinen Weg, mein Kind. Ich werde weiterhin an deiner Seite sein, aber ich vertraue darauf, dass du jetzt alleine gehen kannst, denn du bist stark. Ich bin stolz auf dich. Meine Liebe ist weiterhin bei dir. Ich freue mich, dass du erwachsen bist.«

Partnerschaft und Ehebund

Einer der wichtigsten Schritte im Leben ist das Zusammenleben mit einem Partner, mit oder ohne Trauschein. Die neueste Gesetzgebung sieht vor, dass feierliche Trauungen (kirchliche und nichtkirchliche Trauungen) möglich sind, ohne dass man aufs Standesamt gehen muss. Ob nun aber mit oder ohne Standesamt, eine Feier wird mit einem liebevoll kreierten Räucherritual umso schöner. Wer sich eine freie Hochzeit ohne kirchlichen Beistand wünscht, kann diese an jedem schönen Ort der Welt vollziehen. Wer möchte, kann mit diesem Wunsch zum Beispiel zu mir kommen. Ich biete zusammen mit meinem Team eine solche individuelle Zeremonie an. Räucherstoffe dürfen bei einem solchen Fest, das vornehmlich im Freien stattfindet, nicht fehlen.

Es ist natürlich jederzeit möglich, dass Sie Ihre Partnerschaft nur zu zweit besiegeln, an Ihrem Jahrestag zum Beispiel. Oder dass Sie Ihre Liebe noch einmal ganz besonders feiern möchten, auch wenn Sie schon längst verheiratet sind. Mein Mann und ich feiern jeden Monat zwei Mal Hochzeitstag! Weil es uns einfach ganz arg Freude bereitet und unsere standesamtliche und kirchliche Trauung an unterschiedlichen Tagen stattfanden. So haben wir wirklich zweimal im Monat die Möglichkeit, unsere Zusammengehörigkeit innerhalb eines winzigen Rituals zu feiern.

Ein Räucherritual zu zweit können Sie gut zuhause oder an einem ganz besonderen Platz in der Natur ausführen. Natürlich ist es auch jederzeit möglich, alleine ein Partnerschaftsritual auszuführen, um für den Bestand und das Glück der Partnerschaft zu bitten und zu danken. Bei Ritualen mit mehreren Personen wäre es schön, wenn jemand anderer die Zeremonie leitet und Sie sich als Paar ganz darauf einlassen. Selbstverständlich können Sie die Zeremonie auch selbst in die Hand nehmen, und die Gruppe wird mit eingebunden.

Geeignete Räucherstoffe:
Weihrauch, Myrrhe, Dammar, Sandelholz, Vanilleschoten, Sweetgrass, Mastix, Melisse, Eiche, Esche, Myrte, Rose, Salbei, Wacholder, Zimt, Ysop.

Räuchervorschläge:
- Räuchern Sie Weihrauch und Myrrhe zum Weihen, Segnen und Ehren der Partnerschaft,
- Rosenblüten für den Bestand der Liebe,
- Melisse und Myrte für ein inniges Miteinander in guten und schlechten Zeiten,
- Eiche und Esche für eine kraftvolle und auf allen Ebenen fruchtbare Partnerschaft,

- Salbei und Wacholder, um Partnerschaftskrisen zu meistern und wieder zusammenzuhalten,
- Mastix, um gemeinsam in die Zukunft zu blicken und gemeinsame Projekte in Angriff zu nehmen,
- Vanille, Dammar, Sandelholz, Sweetgrass und Zimt, um Sinnlichkeit und Sexualität zu weihen,
- Ysop, um Schuldgefühle und seelische Verletzungen zu verzeihen.

Partnerschaftsritual zu zweit zuhause: Entzünden Sie das entsprechende Räuchermaterial. Setzen Sie sich seitlich neben Ihr Räuchermaterial Rücken an Rücken. Spüren Sie einander und nehmen Sie die körperliche Wärme des anderen wahr. Nach einigen Minuten drehen Sie sich so, dass Sie sich ansehen können. Legen Sie die Handflächen aneinander und schauen Sie sich in die Augen. Bestätigen Sie sich dann Ihre Liebe, indem Sie laut sagen (zuerst die Frau, dann der Mann): »Ich liebe dich und segne unsere Liebe. Unsere Partnerschaft soll glücklich und auf allen Ebenen fruchtbar sein. Wir sind verbunden mit Leib und Seele und danken für alles, was wir schon Erfüllendes miteinander erlebt haben.«

Umarmen Sie sich anschließend.

Je nach dem, was gerade in Ihrer Partnerschaft Priorität hat, können Sie eigene Worte noch dazu nehmen. Diese Worte können Sie getrost auch von einem Zettel ablesen.

Wollen Sie das Ritual noch ausweiten, stehen Sie auf, ergreifen gemeinsam das Räucherwerk und reichen es miteinander in die vier Himmelsrichtungen. Bitten Sie Himmel und Erde um Schutz für Ihre Liebe.

Wechseljahre

Irgendwann kommt für beide Geschlechter die Zeit, die eine grundlegende Transformation mit sich bringt. Wechseljahre sind Jahre der Veränderung. Sie beginnen schleichend und führen zu einem neuen Leben. Im Gegensatz zur modernen Medizin und zu den Greuelvisionen, die unsere Gesellschaft von den Wechseljahren zeichnet, betrachte ich sie als eine sehr wertvolle Zeit. Unsere Vorfahren taten das auch. In allen Kulturen der Welt waren die Wechseljahre verbunden mit einem hierarchischen Aufstieg, galten sozusagen als Beförderung in eine Position voll Macht, Einfluss, Respekt und Achtsamkeit. Die älteren Generationen wurden geehrt und als weise und wissend geachtet. Vor allem Frauen sehnten die Wechseljahre herbei. Endlich mussten sie keine Kinder mehr gebären. Ihre Worte bei der Betreuung und Führung der jüngeren Frauen wurden geschätzt, und sie hatten als Großmütter zwar auch noch Verpflichtungen, mussten sich aber nicht mehr Tag und Nacht um ein Kind kümmern, geschweige denn permanent schwanger sein, stillen und gebären. Ihre Weiblichkeit wurde auf eine ganz neue Art respektiert. Dem alternden Mann erging es ähnlich. Er gehörte nun zu den Stammesältesten und konnte seine Erfahrungen weitergeben. Sein Einfluss war wichtig, seine Macht groß und weise. Er war eine starke, interessante Persönlichkeit, die ein erfülltes Leben hinter sich hatte und nun als weiser Mann allen anderen mit Rat und Tat zu Seite stand.

Wechseljahre bedeuten noch heute, eine eigene Art der Weisheit zu besitzen. Sie geben dem älter werdenden Menschen die Chance, sich auf das Wesentliche im Leben zu besinnen, sich höheren Zwecken und Zielen zuzuwenden, seine Spiritualität auszuleben und die Seele vollends zur Blüte zu bringen.

Durch unsere moderne Medizin ist niemand mehr gezwungen, schnell zu altern. Heute verstehen es die »jungen Alten«, sich ihre Schönheit und Würde bis ins hohe Alter zu erhalten, auch wenn die körperliche Leistungsfähigkeit im Laufe der Jahre abnimmt und die eine oder andere Falte hinzukommt.

Ich möchte Sie ermutigen, die Wechseljahre immer wieder rituell zu feiern. Machen Sie sich bewusst, dass das ganze Leben Veränderung und Transformation bedeutet und würdigen Sie das entsprechend, beispielsweise mit einem Räucherritual. Feiern Sie das Ritual entweder allein oder gemeinsam mit betroffenen Freunden.

Bitte feiern Sie nicht in geschlechtlich gemischten Gruppen, sondern in reinen Männer- oder Frauengruppen!

Geeignete Räucherstoffe:
Weihrauch, Myrrhe, Wacholder, Patchouli, Rosenblüten, Myrte, Melisse, Lavendel, Kamille, Sandelholz, Safran, Rosmarin, Zedernholz, Copal, Dammar, Zitrone, Adlerholz, Guggul.

Räuchervorschläge:

- Räuchern Sie Patchouli zur Anbindung an Mutter Erde,
- Weihrauch und Myrrhe zur Segnung des eigenen Werdegangs,
- Rosenblüten zur Stärkung der Selbstliebe,
- Myrte und Melisse, um das ewig Weibliche zu ehren,
- Kamille und Lavendel für die Schönheit der Weiblichkeit,
- Safran und Rosmarin für die männliche Kraft,
- Sandelholz und Zedernholz, um die Weisheit des Mannes zu würdigen,
- Copal für die Entdeckung einer neuen Kreativität,
- Dammar und Zitrone, um depressive Stimmungen, die mit den Wechseljahren einhergehen, aufzuhellen,
- Adlerholz, um sich der spirituellen Entwicklung zuzuwenden,
- Guggul, um sich trotz voranschreitenden Alters immer jung zu fühlen,
- Myrrhe, um die weiblichen Mysterien zu ehren, Sexualität und Spiritualität zu verbinden,
- Gewürznelken pur, um die männlichen Mysterien zu ehren, Sexualität und Spiritualität zu verbinden,
- Wacholder, um den Übergang zu erleichtern und das Leben so anzunehmen, wie es ist.

Wechseljahrsritual für sich allein: Entzünden Sie Ihr Räucherwerk und nehmen Sie den Rauch mit beiden Händen auf. Legen Sie beide Handflächen vor dem Körper aneinander und verbeugen Sie sich leicht. Dann richten Sie sich wieder auf und sprechen laut:

»Mutter Erde, Vater Himmel, ich danke für meinen Weg durchs Leben. Wieder habe ich einen Übergang erreicht, auf den ich mich freue. Denn nun gehöre ich zu den Weisen und Erfahrenen. Ich bin eine starke Persönlichkeit und bitte weiterhin um Schutz und Geborgenheit. Ich verbinde meine Lebendigkeit mit meiner Spiritualität und bin Vorbild für die nachfolgenden Generationen. Mit Stolz und Würde schreite ich stetig voran, der Vollendung und Erfüllung entgegen.«

Tragen Sie Ihr Räucherwerk anschließend durch den Raum. Gehen Sie dabei im Kreis, um den Kreis des Lebens zu symbolisieren. Schreiten Sie anschließend spiralförmig von außen hin zur Mitte des Raumes. Das symbolisiert Ihren Weg der Vollendung und Erfüllung.

Das Alter

Wann beginnt das Alter? Niemand kann das so genau sagen. Sie werden es selbst spüren. Sie sind dann schon lange jenseits der Wechseljahre und haben sich ein neues Leben aufgebaut, das dennoch immer noch voll Freude ist. Vielleicht fühlen Sie sich rüstig und vital, vielleicht aber machen sich hin und wieder Beschwerden bemerkbar, die früher nicht so oft und nicht so nachhaltig auftraten. Ihre körperliche Leistungsfähigkeit hat abgenommen, aber das macht Sie nicht mehr traurig, schließlich gehen Sie jetzt einen eigenen Weg, der Ihnen immer noch Erfüllung schenken kann, wenn Sie es so wollen und sich darum bemühen. Um Fülle und Vollendung zu erleben, ist es wichtig, sich täglich Aufgaben zu suchen, die körperlich und geistig herausfordern. Sie sollten sich zudem mit anderen Menschen austauschen. Nichts ist schlimmer als Einsamkeit, die noch von Altersstarrsinn übertroffen wird. Das bedeutet: Auch wenn Sie alleine leben und Ihre Familie weit weg ist, gehen Sie unter Menschen, nehmen Sie die zahlreichen Angebote für Senioren wahr und verkriechen Sie sich nicht zuhause, um sich selbst zu bemitleiden. Nur Aktivität wird Sie davor bewahren, wirklich alt, krank und bedauernswert zu sein. Gründen Sie doch eine

Gruppe, die sich regelmäßig zum geselligen Austausch und zum rituellen Räuchern trifft. Bleiben Sie kreativ und unternehmen Sie etwas im Rahmen Ihrer körperlichen Möglichkeiten. Wenn ich einmal alt bin, dann möchte ich auf jeden Fall Oma sein. Vielleicht werde ich es ja schon bald. Die Chance steht nicht schlecht bei fünf Kindern, die bis auf eines schon erwachsen sind. Ich werde sicher den einen oder anderen Enkel zu betreuen haben. Anderenfalls werde ich Leih-Oma.

Geeignete Räucherstoffe:
Weihrauch, Myrrhe, Lavendel, Früchte, Früchteteemischungen, Früchteteebeutel, Vanilleschoten, Copal, Fichte und Tanne, Kamille, Fenchel, Myrte, Gewürznelke, Zimt, Sandelholz, Zedernholz, Adlerholz, Angelikawurzel, Apfelstücke, Eiche und Esche, Anis, Sternais, Tonkabohne, Wacholder.

Räuchermischungen:
- Räuchern Sie Weihrauch und Myrrhe, um das Alter zu segnen,
- Eiche und Esche, um sich stets neuen Herausforderungen zu stellen,
- Angelikawurzel, um geistig klar zu sein und dennoch den Blick für alles Spirituelle zu bewahren,
- Früchte für das tägliche Wohlbefinden,
- Vanille, Kamille und Fenchel, um sich süßen Erinnerungen hinzugeben,
- Anis, Sternais, Sandelholz, Vanille, um das innere Kind auch im Alter immer wieder zu entdecken,
- Adlerholz für Hoffnung, auch wenn man von Beschwerden geplagt ist,
- Gewürznelke, Zimt, Vanille, Anis, Sternais, Tonkabohne und Lavendel, um die Süße des Lebens immer auszukosten und zu genießen,
- Wacholder, um das Alter anzunehmen.

Räucherritual alleine:
Entzünden Sie das Räucherwerk. Nehmen Sie mit den Händen den Duft auf und fächeln Sie sich ihn zu. Ergreifen Sie dann das Räucherwerk und blicken Sie damit in alle vier Himmelsrichtungen. Wenn Sie noch gut gehen können, schreiten Sie mit dem Räucherwerk einen Kreis ab. Ansonsten vollführen Sie mit den Armen eine Kreisbewegung. Sprechen Sie laut: »Ich danke für mein Leben. Mutter Erde, Vater Himmel, ich trage stets die Hoffnung in mir, denn ich bin ein Kind aus Licht und Liebe, wie viele Jahre mein Leben auch zählt. Meine Seele ist unzerstörbar und ewig. Ich trage die Erfüllung und Vollendung meines Lebens stets in mir und empfinde Freude an jedem Tag, der mir geschenkt wird. Voller Dankbarkeit blicke ich weiterhin nach vorn. Liebe ist die Kraft, die mich lebendig hält. So schreite ich voran mit Stolz und Würde.«

Stellen Sie anschließend Ihr Räucherwerk ab und legen Sie beide Handflächen direkt auf die Mitte des Brustkorbs. Spüren Sie in Ihr Herz hinein als Symbol der ewigen Lebendigkeit der Seele.

Tod, Trauer und Trennung

Irgendwann schließt sich der Kreis, ein Leben geht zu Ende, wie viel Zeit der einzelne auch in diesem Leben verweilen durfte. Manchen Menschen wird ein langes Leben geschenkt, manche sind nur kurze Besucher und sterben vorzeitig durch Unfall, Krankheit oder Suizid. Jedes Leben ist kostbar und einzigartig, und doch heißt es für die Angehörigen eines Tages, Abschied zu nehmen und die Seele ins Licht zurückkehren zu lassen. Dieses Loslassen gehört zu den schmerzhaftesten Prozessen im Leben. Und während der Gedanke an den eigenen Tod nur halb so viel Pein verursacht, ist das Abschiednehmen von einem geliebten Angehörigen immer mit Trauer verbunden. Das ist auch gut so, denn die Trauer hilft, den Abschied bewusst zu erleben und keine Gefühle zu verdrängen. Ein bewusstes Abschiednehmen macht Heilung im Trauerprozess des zurückbleibenden Angehörigen erst wirklich möglich. Es ist deshalb gut, wenn man die Möglichkeit hat, bewusst am Sterbebett Abschied zu nehmen, sei es im Altersheim, im Krankenhaus oder zuhause. Doch viele Menschen sterben plötzlich und unerwartet. Dann muss der Abschied auf eine andere Weise erfolgen, am Totenbett, am Grab oder später für sich alleine.

Setzen Sie das Räuchern nur dann während der Beerdigung ein, wenn es sich um eine nicht-kirchliche Bestattung handelt und alle Angehörigen Bescheid wissen. Überraschen Sie bitte die anderen Angehörigen nicht mit einem eigenen Ritual, Sie könnten als pietätlos gelten und das Trauerempfinden der anderen erheblich stören.

Räuchern Sie stattdessen, um dem Sterbenden den Weg ins Jenseits und um sich selbst den Abschied zu erleichtern und die Trauer besser zu bewältigen. Das Räucherritual für den Sterbenden sollte am Sterbebett erfolgen, das Ritual für Ihre eigene Trauer kann jederzeit stattfinden und auch öfter wiederholt werden, zum Beispiel jedes Jahr am Todestag. Dann wird es für Sie zu einem Erinnerungsritual.

Da ich auch Kinderwunschpatienten betreue, also Frauen, die sich vergeblich ein Kind wünschen und erst mit Hilfe einer Sterilitätsbehandlung und künstlichen Befruchtung schwanger werden, weiß ich, dass auch ein Abschied von einem Embryo sehr schmerzhaft ist, wenn die künstliche Befruchtung scheitert. Auch dann empfehle ich dringend ein Abschiedsritual. Dasselbe gilt für Fehlgeburten, Abtreibungen und andere Verluste und Trennungen. Eine Scheidung kann ebenfalls Trauer verursachen und fürchterlich schmerzhaft sein. Auch hier ist ein bewusster Abschied sinnvoll, er hilft beim Verarbeiten der Situation.

Geeignete Räucherstoffe:
Weihrauch, Myrrhe, Zypressenspitzen, Benzoe, Styrax, Tonkabohne, Zimt, Sweetgrass, Rosenblüten, Zedernholz, Myrte, Lavendel, Mastix, Kampfer, Anis, Wacholder, Rosmarin, Ysop.

Räuchervorschläge:

- Räuchern Sie Weihrauch und Myrrhe, um dem Sterbenden den Übergang zu erleichtern und ihn zu segnen,
- Mastix, Rosmarin und Salbei, um bei starker Trauer zu trösten,
- Myrte, um den inneren Schmerz zu lösen,
- Zypressenspitzen für den gesamten Sterbeprozess,
- Wacholder für die Beerdigung und um den Toten den Ahnen zu übergeben,
- Ysop, um ohne Schuldgefühle den Toten (oder den Expartner) loszulassen und einen Neuanfang zu wagen; auch bei Abtreibungen zu verwenden,
- Tonkabohne, Benzoe, Styrax, Zimt und Sweetgrass, um dieses Leben ohne Bedauern loslassen zu können (als Sterbender),
- Lavendel und Rose, um sich zu beruhigen, wenn man stark weinen muss und verzweifelt ist,
- Zedernholz, Weihrauch, Rosmarin und Kampfer, um den anderen in Frieden ziehen zu lassen (vor allem nach einer Trennung oder Scheidung).

Das Räucherritual für den Sterbenden: Entzünden Sie das Räucherwerk am Bett des Sterbenden. Nehmen Sie seine Hände in Ihre. Sprechen Sie laut: »Ich danke dir für die gemeinsame Zeit mit dir. Eine wundervolle Zeitlang durften wir uns begleiten und miteinander ein Stück des Weges zurücklegen. Nun ist es Zeit, dass du weiter gehst ganz ohne mich. Vertraue auf die Liebe und folge dem Licht, das dich in die geistige Welt führen wird. Lasse los ganz ohne Angst, so wie ich jetzt auch loslasse. Wir sind verbunden in Liebe. Weder du noch ich können je verloren gehen auf dieser Welt. Dein Leben und dein Weitergehen sind gesegnet und voller Frieden. Die lichte und liebende Ewigkeit empfängt dich.«

Fächeln Sie dem Sterbenden noch ein wenig Rauch zu. Wenn er noch bei klarem Bewusstsein ist, können Sie ihn fragen, ob er noch einen besonderen Wunsch hat. Sie können ihn berühren, umarmen, küssen, ihn massieren oder salben, mit ihm beten und reden.

Vielleicht möchte er, dass Sie ihm eine Geschichte erzählen, oder Sie singen ihm etwas vor. Wenn er nicht mehr bei Bewusstsein ist, können Sie ganz still bei ihm sitzen oder ihm dennoch noch einmal Mut machen für das Loslassen des Lebens.

Hatten Sie keine Möglichkeit, persönlich Abschied zu nehmen, weil der Tote ganz plötzlich starb, können Sie dieses Ritual für den Toten dennoch vollziehen, nicht nur, um sich selbst zu trösten, sondern um der Seele den Weg ins Licht zu erleichtern.

Wenn Sie ein Baby während der Schwangerschaft verlieren, ist das ein großer Schock, war der Embryo auch noch so klein. Für frühe Fehlgeburten gibt es keine Beerdigung, für spätere sehr wohl. Nehmen Sie diese Möglichkeit in Anspruch, schließlich war es Ihr Kind! Geben Sie diesem toten Kind auch einen Namen, denn seine Seele war für kurze Zeit anwesend. Als winziger Mensch war diese Persönlichkeit perfekt, von Anfang an.

Räucherritual für Fehlgeburten, Totgeburten, Abtreibungen und nach gescheiterter künstlicher Befruchtung:
Entzünden Sie das Räuchermaterial. Legen Sie Ihre Hände auf den nun leeren Bauch und atmen Sie einige Male tief in den Bauch hinein. Sprechen Sie laut: »Ich danke dem Leben, dass uns die Möglichkeit geschenkt wurde, uns für so kurze Zeit kennen zu lernen. Einige Augenblicke lang warst du in meinem Bauch. Dafür bin ich sehr dankbar. Es war eine kostbare Erfahrung, doch es hat nicht sein sollen, dass wir für längere Zeit gemeinsam durchs Leben schreiten und uns begleiten. So kehrst du wieder zurück ins ewige Licht, während ich hier im Leben bleibe und meinen eigenen Weg weiter gehen muss. Ich segne unsere kurze Begegnung und nehme Abschied von dir. Mögen Licht und Liebe uns beide weiterführen, in Frieden und Freude unserer jeweiligen Bestimmung entgegen.«

Räucherritual für trauernde Hinterbliebene:
Entzünden Sie Ihr Räucherwerk. Fächeln Sie sich den Rauch mit beiden Händen zu. Dann umarmen Sie sich selbst und schaukeln

sich eine Weile tröstend. Lösen Sie schließlich die Arme und sagen Sie laut: »Danke für die schöne Zeit mit dir. Ich lasse dich los und weiß doch, dass wir über die Kraft unserer Herzen miteinander verbunden sind. Wir sind aus Licht und Liebe gemacht, doch jeder von uns hat im Leben seine Zeit, in der er hier verweilt. Und jeder hat seine Bestimmung. Ich bin dankbar, dass uns doch so viel Zeit zusammen geschenkt wurde. In Frieden lasse ich dich nun los, damit jeder von uns frei ist. Deine Seele ist mit dem ewigen Licht vereint, und ich habe hier noch meine Aufgaben zu erfüllen. Ich trauere um dich, aber ich weiß, dass ich eines Tages die Kraft haben werde, einen Neuanfang zu wagen. Noch einmal bedanke ich mich für das Geschenk unseres gemeinsamen Weges. In meiner Erinnerung daran wird nichts jemals vergessen sein. Licht, Liebe und Frieden ist mit uns.«

Räucherritual nach einer Trennung oder Scheidung:
Entzünden Sie Ihr Räuchermaterial. Setzen Sie sich aufrecht hin und legen Sie beide Hände auf den Brustkorb. Atmen Sie den Rauch ein. Sprechen Sie laut: »Unser gemeinsamer Weg ist nun zu Ende. Jeder von uns geht in eine andere Richtung. Ohne Bedauern und mit einem leichten Herzen lasse ich dich los. Gehe in Frieden, wohin dein Weg dich auch führen mag. Mögen wir uns in Zukunft mit Respekt und Höflichkeit begegnen. Mögen wir unsere gegenseitigen Verletzungen und Schuldgefühle loslassen können und in unserem Inneren eine gute Erinnerung an den gemeinsamen Weg im Gedächtnis behalten. Mögen wir unser Leben nun alleine meistern mit Zuversicht und Selbstvertrauen. Auf jeden von uns wartet ein Neuanfang. Mögen wir uns gegenseitig Glück wünschen und uns dieses Glück auch gegenseitig gönnen. Friedlich lassen wir uns los.«

Räuchern im Jahreskreis

Unsere Vorfahren teilten das Jahr in zwei Hälften. Das Winterhalbjahr, das am 1. November mit einem großen Neujahrsfest begann, und das Sommerhalbjahr, das ebenso mit einem großen Fest am

1. Mai begann. Dazwischen gab es dem Lauf der Sonne entsprechende kleinere Feste, die heute noch Gültigkeit haben. Das Christentum hat diese ursprünglich heidnischen Feste übernommen und mit eigenen Elementen gemischt. Im Laufe der Jahrhunderte entstanden so Feste, die heidnische und christliche Riten vereinten. Zum Beispiel ist unser Weihnachtsbaum ein heidnisches Relikt aus Vorzeiten. Immer mehr Menschen gehen dazu über, die Jahresfeste wieder zu feiern, und zwar als Mischung aus Tradition und Moderne. In Erinnerungen an den Lauf der Sonne und an die rhythmischen Zyklen der Natur helfen diese Feste, das eigene Selbst besser zu begreifen und sich als Teil der schöpferischen Natur zu erleben. Natürlich darf das rituelle Räuchern an so einem Tag nicht fehlen. Da die Jahreskreisfeste zu unseren eigenen europäischen Ursprüngen gehören, werden sie auch nur mit einheimischen Räucherpflanzen begangen.

Schön ist es, wenn Sie zu den klassischen Jahreskreisfesten eigene Räucherrituale entwickeln, die Sie dann mit einer Gruppe feiern. Im Sommerhalbjahr kann man die Feiern bei gutem Wetter draußen begehen. Probieren Sie es einfach aus!

Mein eigenes Ritual sieht immer folgendermaßen aus:

Ich stelle eine Schüssel Wasser bereit, eine Schüssel Blumenerde, eine große Kerze und das Räucherwerk. So werden Wasser, Erde, Feuer und Luft symbolisiert. Während alle Gruppenmitglieder im Kreis stehen, wird zunächst das Wasser herumgereicht. Jeder taucht seine Hände in die Schüssel und bringt das Wasser in die Aura. Danach reiche ich die Kerze herum. Jeder fährt mit beiden Händen über die Flammen und streicht sie ebenfalls in die Aura. Dann ist die Erde dran. Jeder legt kurz seine Handflächen auf die Erde und streicht wieder die Botschaft der Erde in die Aura. Zum Schluss reiche ich die Räucherschale herum. Der Rauch wird wiederum in die Aura eingebracht. Danach erfolgt ein gesprochener Dank an Mutter Erde und Vater Himmel. Wir danken ebenso den vier Elementen. Anschließend wird die Räucherschale in alle vier Himmelrichtungen gehalten. Während ich ein wenig über die Bedeutung und Symbolik des Festes erzähle, sitzen alle im Kreis am Boden auf Kissen oder Isomatten. In der Mitte habe ich ein Tuch ausgebreitet – den Altar –, darauf stehen die Schüsseln, die Kerze und das Räucherwerk sowie zur Jahreszeit passende Dekoartikel, Früchte und Blätter. Anschließend stehen alle auf. Wir gehen mit dem Räucherwerk im Kreis herum oder in Spiralform. Dazu gibt es Musik oder Gesang. Manchmal tanze ich auch die Symbolik des Festes. Zum Abschluss finden sich alle wieder sitzend im Kreis. Wir malen das, was wir uns wünschen oder was aus uns heraus will, mit Wachsfarben auf Papier. Jeder malt für sich mit einfachen Strichen. Wir danken noch einmal und beenden die Runde mit einer Atemübung.

So oder so ähnlich können Sie Ihre eigenen Rituale für die Jahreskreisfeste kreieren. Da ich selbst am Neujahrstag unserer Vorfahren Geburtstag habe, ist es mir stets eine große Ehre, die Feste anzuleiten.

Die Jahreskreisfeste im Überblick:

1. Samhain, Neujahrsfest
in der Nacht vom 31. Oktober auf den 1. November
Themen und Symbolik: Neuanfang durch das Sterben der Natur. Es kann nur etwas Neues entstehen, wenn etwas Altes losgelassen wird (oder stirbt). Es ist die Zeit, um mit den Ahnen in Kontakt zu treten, Zeit von Tod und Wiedergeburt. Was in mir möchte sterben, damit etwas Neues wachsen kann? Möchte ich in Kontakt treten mit einem Verstorbenen und an ihn denken, mich an ihn erinnern? Möchte ich eine neue Seele zu mir rufen, ein neues Baby?

Geeignete Räucherstoffe: Wacholder, Salbei, Beifuss, Holunderblätter, Angelikawurzel, Zypressenspitzen, Fichte und Tanne.

2. Julfest, Wintersonnenwende
in der Nacht vom 21. auf den 22. Dezember
Themen und Symbolik: Sehnsucht nach dem Licht, die ersten Sa-

menkörner erwachen in der Erde, müssen sich aber noch gedulden. Welche Talente schlummern in mir? Was möchte bald in mir erwachen? Bin ich bereit, etwas Neues entstehen zu lassen?

Geeignete Räucherstoffe: Alantwurzel, Fichte und Tanne, Beifuß, Zimt, Anis, Gewürznelken, Mistel, Johanniskraut.

3. Imbolc, Lichtmess in der Nacht vom 1. auf den 2. Februar

Themen und Symbolik: Das Licht nimmt zu, die Samenkörner können keimen, in Haus und Hof wird gereinigt und der Winter ausgetrieben. Gibt es noch etwas in mir, das ich reinigen muss? Habe ich die Muße, meine Talente zu erproben und zum Keimen zu bringen? In welchen Bereich meines Lebens muss ich frischen Wind hineinbringen?

Geeignete Räucherstoffe: Lavendel, Rosmarin, Salbei, Beifuß, Fichte, Tanne, Schafgarbe, Wacholder, Thymian.

4. Ostara, Frühlings-Tag-und-Nachtgleiche in der Nacht vom 22. auf den 23. März

Themen und Symbolik: Der Keimling wächst und durchdringt den Boden. Er muss gehegt und gepflegt werden. Was muss ich in mir ebenso hegen und pflegen? Welchen Raum möchte meine Entwicklung einnehmen? Was brauche ich, um im Leben zu gedeihen?

Geeignete Räucherstoffe: Lavendel, Thymian, Angelikawurzel, Rosenblüten.

5. Beltane, Walpurgisnacht in der Nacht vom 30. April auf den 1. Mai

Themen und Symbolik: Alles blüht und gedeiht. Die Fruchtbarkeit der Blüten ist auf dem Höchststand. Alles jubelt und feiert. Es ist Zeit zum Feiern und um die Fruchtbarkeit und Üppigkeit der Natur zu genießen.

Geeignete Räucherstoffe: Rose, Rosmarin, Lavendel, Anis.

6. Johannisnacht, Sommersonnenwende in der Nacht vom 21. auf den 22. Juni
Themen und Symbolik: Die ersten Früchte sind entstanden und können geerntet werden. Die Sonne erreicht den höchsten Stand. Bald wird es wieder dunkler werden. Es ist Zeit, das eigene Erblühen zu erleben und die ersten Früchte aus seinem Handeln zu ernten.

Geeignete Räucherstoffe: Johanniskraut, Beifuß, Rose, Lavendel, Angelikawurzel, Königskerze.

7. Lughnasad, Schnitterfest in der Nacht vom 1. auf den 2. August
Themen und Symbolik: Der erste Kornschnitt erfolgt, die ersten Samen sind reif, müssen aber noch geschützt werden. Was ist in mir schützenswert? Auf welche Weise kann ich mir selbst Gutes tun?

Geeignete Räucherstoffe: Beifuß, Johanniskraut, Rose, Wermut, Alant.

8. Erntedank, Herbst-Tag-und-Nachtgleiche in der Nacht vom 21. auf den 22. September
Themen und Symbolik: Die ganze Ernte wird eingebracht, die Samenkörner sind vollständig reif. Kann ich stolz auf mich sein? Habe ich dazu beigetragen, dass durch meine Talente die Welt ein wenig schöner und besser wird?

Geeignete Räucherstoffe: Johanniskraut, Lavendel, Rose, Alant, Angelikawurzel.

4. SPIRITUELLES RÄUCHERN

Zum spirituellen Räuchern gehört alles, was zur inneren Einkehr beiträgt und den Menschen in einen ruhigen Bewusstseinszustand bringt. Nun kann er sich seiner Seele zuwenden und sie zu ergründen suchen. Er kann meditieren, um den Geist zu klären und tief einzutauchen in die Mysterien des Lebens. Im Gebet erfährt er

Hilfe und Hoffnung oder kann seinen Dank ausdrücken. Zum spirituellen Räuchern gehört aber auch, sich ganz zu öffnen, um die Intuition fließen zu lassen und in ständiger Verbundenheit mit dem Selbst zu stehen. Dann wird es auch möglich, über Visionen und mediale Eingebungen die wesentlichen und wichtigen Fragen des Lebens zu beantworten und auf dem sicheren Weg zu schreiten, der dem Ruf der Seele folgt.

Gebet und Meditation

Gebete und Meditationen sind eine ganz persönliche Angelegenheit. In aller Stille nimmt sich der Mensch Zeit für die innere Einkehr oder für das Gespräch mit dem Göttlichen. Deshalb werden Gebete und Meditationen fast immer allein ausgeführt. Natürlich gibt es auch Gebete und Meditationen in Gruppen. Dann gibt es aber meistens einen Anlass, eine Feierlichkeit oder ein Treffen, um die Natur zu ehren oder göttlichen Lobpreis miteinander anzustimmen.

Viele Räucherstoffe sind zum Beten und Meditieren geeignet, vor allem exotische Harze, die seit jeher für diese Zwecke eingesetzt worden sind. Aber auch heimische Pflanzen dienen der spirituellen Suche. Wenn Sie möchten, dann stellen Sie zum Gebet oder zur Meditation eine Kerze auf. Beim Meditieren ist es immer hilfreich, den Gedankenfokus auf etwas richten zu können. Das kann eine Kerzenflamme sein, aber auch ein schön dekorierter Altar, auf dem Ihr Räucherwerk steht. Je ruhiger und stiller Sie sind, desto klarer werden Ihre Gedanken und desto eher wird Ihnen das Meditieren gelingen. Sorgen Sie deshalb dafür, dass sämtliche Lärmquellen abgestellt und Sie ungestört sind.

Geeignete Räucherstoffe:
Weihrauch, Myrrhe, Copal, Zedernholz, Johanniskraut, Angelikawurzel, Benzoe, Sandelholz, Kamille, Myrte, Wacholder, Beifuß, Kampfer.

Räuchervorschläge:

- Räuchern Sie Weihrauch und Myrrhe für eine feierliche Stimmung und die Innenschau,
- Copal, Zedernholz und Benzoe, um sich der Meditation hinzugeben,
- Sandelholz, Kamille und Myrte, um die passenden Worte zu finden beim Gebet,
- Angelikawurzel und Wacholder, um sich nicht ablenken zu lassen und ganz in sich selbst zu ruhen.

Begleitende Affirmation vor Gebet und Meditation: Ich bin ganz ruhig und stimme mich ein auf das Göttliche in mir. In der Stille liegt die Kraft, um mich selbst zu erfahren und Zwiesprache zu halten mit allem Göttlichen.

Begleitendes Ritual: Atmen Sie tief und langsam den Rauch ein. Schließen Sie die Augen und wenden Sie sich nach innen.

Intuition, Visionssuche und Medialität

Zu allen Zeiten haben Menschen versucht, mit ihren Ahnen in Kontakt zu treten, mediale Eingebungen zu fördern und mit Hilfe von Visionen klarere Einblicke ins Leben und das persönliche Schicksal zu erhalten. Mit Hilfe von Räucherstoffen erhofften sie, in die Traumwelt eintreten zu können und den Geist zu öffnen für Intuition und Bewusstheit. Auch heute wird Rauch zum Beispiel während moderner schamanischer Reisen und auf Visionssuche eingesetzt, um leichter und effektiver an die eigenen verborgenen Kräfte und Energien zu gelangen. Der Rauch schafft eine entspannte Atmosphäre und bringt das Äußere nach Innen. In der Stille und Offenheit der Seele kann der Mensch nach dem Wesentlichen Ausschau halten und sich selbst erkennen. Ganz wichtig: Visionen, Träume und mediale Eingebungen lassen sich nicht erzwingen. Sie sind ein Geschenk des Augenblicks und offenbaren sich, indem Sie einfach immer wieder üben. Begeben Sie sich in einen entspannten, meditativen Bewusstseinszustand und sorgen Sie dafür, dass Sie völlig ungestört und alle Lärmquellen ausgeschaltet sind. Nehmen Sie sich reichlich Zeit für die stille Einkehr und erwarten Sie nichts. Manchmal offenbaren sich intuitive Gedanken, manchmal zeigen sich lebhafte oder vage innere Bilder, und manchmal haben Sie plötzlich Gewissheit über einen bestimmten Sachverhalt. Viele mediale Eingebungen zeigen sich über ein Gefühl, das heißt, dass Sie spüren, wie sich etwas verändert. Sehr feinfühlige, empfindliche Menschen spüren energetische Veränderung am eigenen Leib mit Kribbeln, Wärmewellen, Kälteschauern oder einem eigenartigen »Ziehen«, was einer Öffnung oder Verdichtung der Energie gleich kommt. Lassen Sie einfach alles geschehen, ohne es zu verurteilen. Sollte es Ihnen aber plötzlich aus irgendeinem Grunde nicht gut gehen, haben Sie mit körperlichen oder geistigseelischen Symptomen zu kämpfen, etwa Übelkeit, Schwindel, Herzrasen, Angstzuständen oder ähnlichem, dann brechen Sie das Experiment sofort ab! Es ist gut möglich, dass Sie Energiefelder spüren, die Ihnen nicht gut tun. Lassen Sie das nicht zu! Nur angenehme Visionen, Träume, Eingebungen und fühlbare Energien sind willkommen. Der Rest muss »draußen bleiben«.

Geübte und feinfühlige Menschen, die eventuell schon viel energetisch gearbeitet oder eine entsprechende Ausbildung absolviert haben, können manchmal so etwas wie »erdgebundene Seelen« erspüren. Das sind die Energien von Verstorbenen, die sich nicht auflösen und »ins Licht gehen« können. Es ist auf jeden Fall schwierig, diese Sachverhalte wissenschaftlich zu erklären, weshalb ich es auch gar nicht erst versuche. Tatsache ist, dass die Auswirkungen solcher erdgebundenen Energien für viele Menschen sichtbar oder spürbar sind und sich als unerklärliche Phänomene, Spuk oder einfach permanentes, unerklärliches Unwohlsein äußern. Als Reikilehrerin mit einer schamanischen Ausbildung habe ich schon zahlreiche solcher Energien aufgespürt und ihnen mit Hilfe eines Räucherrituals zur Auflösung verholfen. Gebete, Bitten, Fürbitten und ein offenes, liebevolles Herz und Gemüt bewirken zusammen mit dem helfenden Rauch, die erdgebundenen Energien in Licht und Liebe gehen zu lassen.

Geeignete Räucherstoffe:
Weihrauch, Myrrhe, Lorbeer, Wacholder, Beifuß, Holunder, Esche, Eiche, Thuja, Salbei, Fichte, Angelikawurzel, Veilchen, Copal, Dammar, Myrte, Mastix, Zimt, Gewürznelke.

Räuchervorschläge:
- Räuchern Sie Weihrauch und Myrrhe für die Öffnung der Sinne und um erdgebundene Energien aufzulösen,
- Wacholder, Beifuß, Salbei und Angelikawurzel, um erdgebundene Energien aufzulösen und sich selbst zu schützen,
- Gewürznelke, Salbei, Thuja, Holunder und Wacholder, um mit den Ahnen geistig Kontakt aufzunehmen,
- Copal, Dammar, Mastix und Myrte, um gute Visionen zu finden,
- Weihrauch, Esche, Eiche und Fichte, um kraftvoll der Intuition vertrauen zu können,
- Lorbeer, Gewürznelke und Zimt, um im Inneren nach wesentlichen Antworten zu fahnden und für eine schamanische Reise nach verlorenen Seelenteilen,
- Weihrauch, Myrrhe, Copal und Dammar für schamanische Reisen allgemein.

Räucherritual: Entzünden Sie Ihr Räucherwerk und legen Sie alles bereit, was Sie für die Visionssuche benötigen. Das kann eine Kristallkugel sein, Trommelmusik für eine schamanische Reise, eine Decke zum Liegen, Kerzenlicht für die Stimmung und andere Ritualgegenstände, die für Sie Kraft und Schutz symbolisieren, zum Beispiel eine Feder, eine Muschel, ein Stofftier, ein gerahmtes Foto, eine Kette, Edelsteine, Blütenblätter und andere Erinnerungsstücke.

Sprechen Sie dann laut Ihre Absicht aus oder stellen Sie die Frage, auf die Sie sich eine Antwort wünschen, zum Beispiel: »Ich möchte etwas über meine Zukunft erfahren.« Oder: »Welchen Weg soll ich bei meiner Partnerschaft einschlagen?« Oder: »Ich möchte mein Krafttier kennen lernen.« Oder: »Ist das Jobangebot gut und richtig für mich?« Oder: »Ich möchte einen Hinweis oder ein Zeichen bezüglich dieser und jener Angelegenheit erhalten.« Oder: »Ich wünsche mir einen geistigen Kontakt mit meiner verstorbenen Oma.« Oder: »Ich möchte eine Botschaft von einem liebevollen himmlischen Wesen in Bezug auf mein Problem erhalten.«

Sobald Sie Ihre Gedanken klar geäußert haben, atmen Sie noch einmal bewusst den Rauch ein und begeben sich entweder in die Rückenlage oder bleiben sitzen, um sich ganz entspannt zu öffnen für ein mediales Erlebnis, eine Vision oder eine andere Art der Eingebung. Schließen Sie die Augen, wenn Sie möchten oder fixieren Sie Ihre Kristallkugel oder die Flamme einer Kerze. Wenn Sie wollen, können Sie auch das Spiel des Rauchs betrachten und dabei ganz versinken.

Es kann natürlich geschehen, dass gar nichts passiert oder dass Sie so müde sind, dass Sie alsbald einschlafen. Sehen Sie alles, was geschieht, als gut und richtig an. Es kann sein, dass sich die Botschaft zu einem späteren Zeitpunkt entfaltet, wenn Ihr Geist wirklich aufnahmebereit ist, zum Beispiel beim Geschirrspülen, beim Joggen, beim Einkaufen oder nachts im Traum.

5. REINIGUNG UND SCHUTZ

Reinigungsrituale für Haus, Hof, Scheune, Mensch, Vieh und Land sind so alt wie die Menschheit. Sie werden auch heute noch tatkräftig eingesetzt, um die Atmosphäre, Häuser und Räume zu reinigen, um ein Krankenzimmer zu desinfizieren, um »böse Geister« und negativ wirkende Energien zu vertreiben, um Gegenstände zu neutralisieren, Möbel und Kleidungsstücke von Energierückständen zu säubern und »dicke Luft« nach Streit und Auseinandersetzungen aufzulösen.

Häuser und Räume reinigen

Alte Häuser sind manchmal voll unangenehmer Energien. Wie oft habe ich diesen Satz schon gehört: »Kaum betrete ich das Bad, geht es mir nicht gut, ich könnte nur noch heulen.« Wird das Bad verlassen, ist dann alles wieder in Ordnung. Aber auch in neuen Häusern, in Neubauwohnungen und wunderschönen Villen, in denen keiner je eine negative Energie vermutet, kann etwas Unerklärliches zu finden und zu spüren sein, das dafür sorgt, dass man sich unwohl oder krank fühlt oder dass die Geschäfte schlecht laufen, falls es sich um gewerbliche Räume handelt. Nicht immer lassen sich die konkreten Ursachen für negativ empfundene Energien herausfinden. Deshalb ist es gut, bei jedem Einzug in Räumlichkeiten, nach jedem Streit und nach jeder unliebsamen Situationen zu räuchern. In manchen Wohnungen kann ich zum Beispiel die Traurigkeit von Kindern fühlen. Ein trauriges Kind, das viel weinen muss, sich unglücklich, ungeliebt und vernachlässigt fühlt, lässt diese Energie in seinem Kinderzimmer zurück, auch wenn es schon längst zu einem erfolgreichen Erwachsenen geworden ist und vielleicht gar nicht mehr dort wohnt oder – auch das ist möglich – schon gar nicht mehr lebt, weil es sich um eine längst vergangene Zeit handelt.

Also räuchern Sie. Es ist unwichtig, ob Sie ein Krankenzimmer ausräuchern, eine negative Energie vertreiben oder nach einem Streit wieder Klarheit in die Räume bringen wollen. Die Räucherstoffe sind dieselben, die Rituale ebenfalls.

Geeignete Räucherstoffe:

Wacholder, Salbei, Angelikawurzel, Weihrauch, Rosmarin, Myrrhe, Lorbeer, Beifuß, Kampfer, Gewürznelke, Rosen.

Räuchervorschläge:

- Räuchern Sie Salbei pur zum Vertreiben von starken Negativenergien,
- Wacholder, Beifuß, Angelikawurzel, Kampfer und Rosmarin zum Ausräuchern und Desinfizieren nach Krankheiten,

- Wacholder, Salbei und Beifuß zum Klären nach Streitereien,
- Weihrauch und Myrrhe zum Lösen von traurigen Negativenergien und zum Schutz,
- Lorbeer, Rosenblüten und Gewürznelke zum Nachreinigen und Harmonisieren, um eine gute Stimmung zu schaffen.

Räucherritual: Führen Sie reinigende Räucherrituale nur aus, wenn Sie in einem ausgeglichenen körperlichen und seelischen Zustand sind. Ansonsten bitten Sie eine andere Person um Hilfe. Sie müssen sich stark, selbstbewusst und mächtig fühlen und einen starken Willen haben, wie eine Putzkolonne für Ordnung zu sorgen. Zunächst benötigen Sie eine schützende Meditation. Dazu legen Sie um sich herum einen Kreis aus Kieselsteinen, Edelsteinen, Muscheln, Samen oder Früchten. In diesen Kreis begeben Sie sich mit dem Räucherwerk. Zünden Sie es an, entspannen Sie sich und bitten Sie um Schutz. Visualisieren Sie eine schützende Kugel aus Licht um sich. Sobald die Kugel geistig wirkt, visualisieren Sie ein leuchtendes, reinigendes Schwert in ihren Händen. Das kann ein modernes Laserschwert sein, das mit Licht und Liebe für Harmonie sorgt, oder ein ganz altertümliches Schwert, das mit Licht und Liebe für Frieden einsteht. Nehmen Sie nun Ihr Räucherwerk und schreiten Sie aus dem Kreis heraus, denn der geistige Lichtkreis schützt Sie. Gehen Sie nun in jeden Raum und räuchern Sie in jedem Winkel. Dabei sprechen Sie immer wieder laut: »Energetisches Feld, löse dich auf in Licht und Liebe! Du bist erlöst! Alles, was in Vergangenheit, Gegenwart und Zukunft die Harmonie dieses Raumes stört, löst sich sofort auf und verwandelt sich. Weiche aus diesem Raum und werde zu Freude und Frieden. Harmonie und Ordnung herrschen nun in diesem Raum. Licht und Liebe schwingen durch die Atmosphäre.«

Wenn Sie anschließend nachreinigen, bestätigen Sie noch einmal die Worte mit einem Schutz: »Diese Räume sind nun geschützt und für immer gesegnet.«

Kleider, Möbel und Gegenstände reinigen

Auch Kleidungsstücke, Möbel, Schmuck und vor allem Gegenstände, an denen eine schicksalhafte Erinnerung hängt oder die mit einem Unglück verbunden sind, sollten dringend gereinigt werden. Das gilt für Second-Hand-Artikel ebenso wie für Neuware, die zum Teil im Ausland unter schlimmen Bedingungen gefertigt wurde, sei es durch Kinderarbeit, Niedriglöhne, Ausbeutung und Verachtung. Oftmals »hängt« das Schicksal dieser Arbeiter energetisch an den Produkten und wird von empfindsamen Menschen gespürt. Außerdem sollten Kleider, Teppiche und Stoffe vor Motten und anderem Ungeziefer geschützt werden.

Zum Schutz vor Ungeziefer öffnen Sie regelmäßig Ihre Kleiderschränke und Truhen, um den Rauch hinein zu lassen. Legen Sie Leinensäckchen mit Lavendelblüten, Zedernholz und ein wenig Zitronenöl (ätherisches Öl) zwischen die Kleidung.

Geeignete Räucherstoffe:

Zedernholz, Lavendel, Zitrone, Salbei, Weihrauch, Myrrhe, Wacholder, Beifuß.

Räuchervorschläge:

- Zedernholz gemischt mit Lavendel und Zitrone hält Ungeziefer fern.
- Salbei, Wacholder, Beifuß, Weihrauch und Myrrhe vertreiben negative Energien aus allen Gegenständen und Kleidungsstücken.

Räucherritual: Entzünden Sie eine große Räucherquelle mit mehreren Räucherkohlestücken, damit es richtig gut rauchen kann. Halten Sie die Gegenstände direkt über den Rauch. Kleidungsstücke und Stoffe wedeln Sie über dem Rauch hin und her. Entscheiden Sie selbst, wie lange Sie räuchern. Vertrauen Sie dabei Ihrer Intuition. Sprechen Sie laut: »Energetisches Feld, löse dich von meinem (Namen des Gegenstandes einsetzen, zum Beispiel: Kleid, Uhr, Kette usw.). Schutz und Segen sei über all meinen Dingen.«

Schutzräucherungen und Lösung von Schwüren und Versprechungen

Zum Schutzräuchern gehören nicht nur Reinigungsrituale, die negative Energien auflösen, sondern auch das Auflösen von Flüchen, Bannsprüchen, Verwünschungen, Gelübden, Versprechungen und Schwüren. Dass Worte über große Macht verfügen, hat jeder schon einmal erfahren. Gute, liebevolle Worte können Harmonie und Wohlgefühl auslösen, Worte voller Hass und Abscheu sogar Krankheiten heraufbeschwören und den Betroffenen in ein eklatantes Ungleichgewicht stürzen. Dass Worte, die mit feierlichen, intensiven und starken Emotionen verbunden sind, sogar Generationen überdauern und eventuell aus einem »früheren Leben« mit ins Hier und Jetzt geschleppt werden, habe ich nicht nur einmal erfahren. Oft »zieht« sich ein gewisses Problem durch mehrere Generationen. Ich kenne zum Beispiel eine Familie, bei der kein männlicher Erstgeborener das dreißigste Lebensjahr erreicht hat. Zufall? Einbildung? Nennen Sie es wie Sie wollen. Auf jeden Fall wurde der Bann erst gebrochen, als die Verwünschung bewusst aufgehoben wurde. Auch das »ungesunde Kleben« an einem Expartner kann die Ursache in einer Verwünschung haben, wenn ein Rosenkrieg tobt und solche Sätze wie »dir wünsche ich die Pest an den Hals« oder »du wirst schon sehen, wie weit du ohne mich kommst. Dir wird gar nichts mehr gelingen!« Wirkung zeigen. Überlegen Sie dabei auch ehrlich, ob Sie nicht nur Opfer von Hasstiraden geworden sind, sondern selbst welche geäußert haben. Jeder von uns ist nicht nur Opfer, sondern auch Täter. Sich das einzugestehen ist der erste Schritt, um ungute Verbindungen zu lösen. Deshalb ist es auch immer nötig, sich vollständig von allen Worten zu lösen, die man selbst geäußert hat und die über einen verhängt worden sind.

Geeignete Räucherstoffe:
Weihrauch, Myrrhe, Beifuß, Wacholder, Salbei, Angelikawurzel, Sandelholz, Patchouli.

Räuchervorschläge:

- Räuchern Sie Salbei, Wacholder, Beifuß, Angelikawurzel, Weihrauch und Myrrhe, um die Wort zu lösen,
- Weihrauch, Myrrhe, Sandelholz und Patchouli, um Harmonie und Frieden einkehren zu lassen und Schutz und Segen auszusprechen.

Räucherritual: Für dieses Räucherritual müssen Sie innerlich bereit sein, denn es wird nicht »mal schnell« so ausgeführt. Innere Stärke, Willenskraft und körperliche wie geistig-seelische Ausgeglichenheit gehören dazu. Wenn Sie sich durch den Fluch oder Bann zu krank und zu schwach fühlen, bitten Sie jemanden, das Ritual für Sie auszuführen. Sie übernehmen dann nur den Part, sich aktiv laut sprechend zu befreien. Sobald es Ihnen besser geht, führen Sie das Ritual noch einmal allein aus, und zwar in zwei Etappen. Sie benötigen also zwei Räucherteller oder Schalen. Als erstes entzünden Sie den ersten Räuchervorschlag, um die unguten Worte zu lösen. Im zweiten Anlauf entzünden Sie den zweiten Räuchervorschlag, um Schutz und Segen auszusprechen. Beginnen Sie das Ritual wie im Abschnitt über das Reinigen von Häusern und Räumen vorgeschlagen mit einer schützenden Meditation in einem Schutzkreis. Stellen Sie sich zudem ein wirkungsvolles Schwert aus Licht und Liebe vor.

Sprechen Sie nun laut und deutlich: »Ich löse mich von allen bösen Worten, Schwüren, Versprechen, Flüchen, Verbannungen, Gelübden und Verwünschungen aus diesem Leben und allen vergangenen Leben, die ich selbst ausgesprochen habe und die über mich verhängt worden sind. Ich löse mich von allen bösen Worten, Schwüren, Versprechungen, Flüchen, Verbannungen, Gelübden und Verwünschungen, die meine Ahnen ausgesprochen haben oder die über meine Ahnen verhängt worden sind. Jetzt und für alle Zeit. Ich bin frei. Meine Ahnen sind frei. Ich bin erlöst. Meine Ahnen sind erlöst. So sei es.«

Atmen Sie tief durch und entzünden Sie das zweite Räuchermaterial für Ihren Schutz.

Sprechen Sie nun laut und deutlich: »Ich schütze mich und meine Nachkommen vor allen bösen Worten, Schwüren, Versprechen, Flüchen, Verbannungen, Gelübden und Verwünschungen. Jetzt und für alle Zeit. Ich bin frei. Meine Nachkommen sind frei. Ich bin erlöst. Meine Nachkommen sind erlöst. So sei es.«

Lassen Sie beide Räucherwerke noch eine Weile brennen. Setzen Sie sich noch einmal in aller Stille in den gelegten Kreis und beten Sie um Licht und Liebe, denn Licht und Liebe sind die stärksten Mächte dieses Universums, die alles, wirklich alles verwandeln und erlösen können.

RÄUCHERSTOFFE UND IHRE WIRKUNG IM ÜBERBLICK

Ackerschachtelhalm (wild wachsendes Kraut, muss gesammelt werden)
Kräftigung des Bindegewebes, kurbelt das Immunsystem an, lindert Husten und Bronchitis, stärkt das Wurzelchakra, beugt Melancholie und depressiven Verstimmungen vor, sorgt für Konzentration und konstruktives Denken, unterstützt die Selbstreinigung, bringt Probleme auf einen Punkt, hilft Grenzen zu setzen.

Adlerholz (Holz, im Fachhandel für Räucherstoffe erhältlich)
Schamanisches Holz mit starker Duftentfaltung für Meditation, schamanische Reisen, religiöse Räucherungen, erotisierende Wirkungen.

Ahorn (Baumblätter, müssen gepflückt werden)
Vertreibt »böse Geister«, hilft bei der Wunscherfüllung, stärkt das Erinnerungsvermögen und das Gefühl der Verbundenheit, körperliche Beruhigung, Besänftigung eines nervösen Magens.

Akazie (Baumblätter, müssen gepflückt werden)
Öffnung des Herzens, wirkt gegen Ermüdungserscheinungen, hilft, sich dem inneren Licht zuzuwenden und sich auf der Welt angenommen zu fühlen, sich mit Freude dem Dienst an der Menschheit zu widmen und Nächstenliebe zu praktizieren.

Geruchsentfaltung: frisch und grün.

Alant (Heilpflanze, im Fachhandel für Räucherstoffe erhältlich)
Harntreibend, fiebersenkend, gut für die Atemwege, stärkt die Gedächtnisleistung, reinigt nach Krankheiten die Räume, wirkt harmonisierend, schenkt Zufriedenheit und wirkt depressiven Verstimmungen entgegen.

Ananas (als Frucht im Supermarkt erhältlich)
Weckt die Lebensfreude und die Tatkraft, wirkt depressiven Verstimmungen entgegen und wirkt erotisierend.

Angelikawurzel (als Wurzelstücke im Fachhandel für Räucherstoffe erhältlich)
Unterstützt das Immunsystem, wirkt erdend und festigt die persönliche Standfestigkeit, fördert die Konzentration, wird bei Meditationen und Gebeten eingesetzt, wirkt allgemein schützend.

Anis (als Gewürz erhältlich)
Wirkt bei Husten und Magen-Darm-Problemen, hilft Blähungen zu lösen, macht innerlich milde und gutherzig, weckt das innere Kind und die kindliche Freude am Dasein, hilft bei Veränderungen und Transformationsprozessen.

Apfel (Früchte können im Supermarkt erworben werden, Apfelblätter müssen gepflückt werden)
Die Früchte fördern Schönheit und Jugendlichkeit, eine erotisierende Wirkung wird erzielt, die Entschlackung wird gefördert, innere Verhärtungen werden gelöst, das innere Gleichgewicht wieder aufgebaut bei Stress und Überforderung, Magen und Darm werden harmonisiert, eine liebevolle Atmosphäre für Freunde und Familie wird geschaffen, wenn man die entsprechenden Räume mit Apfelblättern räuchert.

Arnikablüten (in Gärtnereien zu erhalten)
Hilft gegen Durchblutungsstörungen, wirkt gegen blaue Flecke, stimmt milde, erfüllt das Leben mit Sinn und vertreibt schmerzhafte Zustände.

Banane (als Frucht im Supermarkt erhältlich)
Harmonisierend, appetitanregend, verwöhnt Leib und Seele, schmeichelt den Sinnen.

Basilikum (als Gewürz und Heilpflanze im Supermarkt erhältlich, dient als Küchenkräuterpflanze und kann im Garten oder auf der Fensterbank im Topf gepflanzt werden)
Wirkt gegen Übelkeit und Magenprobleme, schenkt Erdung und wirkt inspirierend, hilft neuen Ideen auf den Plan.

Bärlauch (wild wachsendes Kraut, muss gepflückt werden, ist aber auch im gut sortierten Gewürzhandel als getrocknetes Gewürz erhältlich)
Wirkt bei Verdauungsstörungen, vertreibt »böse Geister«, wehrt Angriffe aller Art ab, vertreibt Krankheiten und reinigt Räume nach Krankheiten.

Beinwell (wild wachsendes Kraut, muss gepflückt werden. Es werden Wurzeln wie Blätter verwendet)
Regt das Zellwachstum an, stärkt das Wurzelchakra, hilft bei der Verarbeitung von emotionalen Traumata, baut Widerstandskräfte auf, hilft Frauen seelische Verletzungen und Verluste zu heilen.

Beifuß (wild wachsendes Kraut, muss gepflückt werden, ist aber auch im gut sortierten Gewürzhandel als getrocknetes Gewürz erhältlich)
Hilft bei der Fettverdauung, regt die Lebertätigkeit und den Gallenfluss an, beseitigt »dicke Luft« in Räumen, gleicht Spannungen und hysterische Anfälle aus, schützt vor bösen Angriffen, wird zur

Sterbebegleitung und zur Geburtsbegleitung eingesetzt, hilft bei der Trauerverarbeitung, begünstigt Visionssuche und Medialität (vor allem Hellsichtigkeit) und begleitet das spirituelle Wachstum.

Benzoe Siam oder Benzoe Sumatra (Harze, im Fachhandel für Räucherstoffe erhältlich)
Wirkt durch seinen süßlichen Duft harmonisierend, schafft Vertrauen und Geborgenheit, wirkt erotisierend, hilft bei Erkältungskrankheiten und Hautleiden, heilt seelische Verletzungen, entspannt und baut Stress ab.

Bernstein (Harz, im Fachhandel für Räucherstoffe erhältlich)
Verbessert das Raumklima durch Ionisation, reinigt Räume gründlich und beruhigt die Nerven, wirkt Erschöpfungs- und Ermüdungszuständen entgegen.

Birke (Baumblätter, müssen gepflückt werden)
Bringt Beweglichkeit ins Leben, löst innere Zustände von Lethargie und Trägheit, hilft bei der lichtvollen Entspannung, bringt Leichtigkeit ins Leben.

Bohnenkraut (Gewürz, im Supermarkt erhältlich)
Harmonisiert die Verdauung.

Birne (Baumblätter, müssen gepflückt werden, Früchte können im Supermarkt erworben werden)
Wirkt kühlend auf erhitzte Gemüter, bietet Schutz und Ausgleich, stärkt schwache und allzu empfindsame Menschen.

Brennnessel (wild wachsendes Kraut, muss gepflückt werden)
Wirkt schleimlösend und bessert Atemwegserkrankungen sowie Entzündungen des Hals- und Rachenbereichs, unterstützt alle ganzheitlichen Lebensprozesse und wirkt allzu logischen Gedankengängen entgegen.

Buche (Baumblätter, müssen gepflückt werden, Buchenholz, muss gesammelt werden)
Vertieft die Atmung, bringt Klarheit, Ordnung und eine heilende »Strenge« ins Leben.

Buchsbaum (immergrüne Strauchblätter, müssen gepflückt werden. Der Buchsbaum kann auch im Garten oder im Topf gepflanzt werden)
Bietet Schutz und reinigt Räume, öffnet die Nasen- und Nebenhöhlen, unterstützt die Inspiration und Kreativität, schenkt lebensbejahende Impulse.

Chilischoten (Früchte, die im Gewürzhandel erhältlich sind, können auch im Topf gepflanzt werden)
Antibakterielle Wirkung, regt den Kreislauf an, vertreibt Trägheit und Lethargie, »heizt ein« bei innerem und äußerem Frösteln, Anregung der Verdauung, Ausgleich bei Energiemangel, Abbau von Hemmungen und Schüchternheit, wirkt Gefühlskälte entgegen, stimuliert die Sexualität, hilft depressive Zustände zu überwinden.

Copal (Harz, im Fachhandel für Räucherstoffe erhältlich)
Unterstützt die Kreativität, verleiht dem Geist Flügel, erfrischt und reinigt geistig-seelisch, unterstützt die Kontaktaufnahme mit Verstorbenen, hilft beim Konzentrieren, öffnet die Wahrnehmung für alles Spirituelle, hilft bei Verdauungskrankheiten und Zahnschmerzen, wirkt wehenfördernd.

Dammar (Harz, im Fachhandel für Räucherstoffe erhältlich)
Klärt die Gedanken, wirkt stimmungsaufhellend, vertreibt Depressionen, schenkt Leichtigkeit und Lebensfreude.

Dill (als Gewürz im Supermarkt zu erstehen)
Unterdrückt Hungergefühle, hilft beim Abnehmen, klärt die Magenfunktionen, wirkt beruhigend.

Eiche (Baumblätter, müssen gepflückt werden)
Unterstützt jegliches erfolgreiches Tun, verleiht Macht und Ansehen, schenkt Tatkraft und Lebendigkeit, bannt »böse Geister«.

Erdbeere (Frucht, im Supermarkt erhältlich, kann im Garten oder Topf angebaut werden oder auf Erdbeerplantagen selbst gepflückt werden)
Erinnert an die Süße des Lebens, verleiht gute Laune und weckt die Erinnerungen an Kindertage, verwöhnt das innere Kind.

Erle (Baumblätter, müssen gepflückt werden)
Wirkt gegen Müdigkeit und Niedergeschlagenheit, reinigt Räume und schützt gleichzeitig.

Esche (Baumblätter, müssen gepflückt werden)
Löst Verbitterungen und Enttäuschungen, unterstützt die Phantasie.

Eukalyptus (Blätter, im Fachhandel für Räucherstoffe erhältlich)
Wirkt gegen Erkältungskrankheiten, Fieber, Magen-Darm-Entzündungen und Lebererkrankungen, vertreibt negative Energien, beschleunigt Genesungsprozesse.

Fenchel (Gewürz oder Gemüse, ist im Supermarkt erhältlich)
Hilft bei Blähungen und Magen-Darm-Beschwerden, regt den Milchfluss an, hilft bei Erschöpfung.

Fichte (Baumnadeln, müssen gepflückt werden oder Harz, ist im Fachhandel für Räucherstoffe erhältlich)
Für Desinfektion, Raumreinigung, Harmonisierung von Leib und Seele.

Galbanum (Harz, im Fachhandel für Räucherstoffe erhältlich)
Löst verkrustete Denkstrukturen, macht frei für Transformationsprozesse.

Galgant (Wurzel, im Fachhandel für Räucherstoffe erhältlich)
Fördert das innere Freiwerden von Zwängen und überholten Überzeugungen, befreit aus Ängsten und aktiviert die Selbstheilungskräfte durch Loslassen.

Gewürznelke (Gewürz, ist im Supermarkt erhältlich)
Für Aurareinigung, Raumreinigung, Verbesserung des Selbstwertgefühls, erotisierende Wirkung, bringt Glück und Wohlstand ins Haus.

Granatapfel (Früchte, im Supermarkt erhältlich)
Verleiht Standfestigkeit, schenkt Erfrischung und Klarheit.

Guggul (Harz, im Fachhandel für Räucherstoffe erhältlich)
Schenkt erholsamen Schlaf, baut Stress ab, schenkt süße Träume und stabilisiert bei innerer Zerrissenheit und Verwirrung.

Gummiarabicum (Harze von Akazienbäumen, im Fachhandel für Räucherstoffe erhältlich)
Fördert Sensibilität und Feinfühligkeit, macht bereit zur Hingabe und Dankbarkeit.

Haselnuss (Baumblätter, müssen gepflückt werden)
Klärt den Geist, schenkt Leichtigkeit und Fröhlichkeit.

Heidelbeere (Früchte, können im Supermarkt gekauft werden)
Schafft Verbundenheit, schenkt innere Stärke und Gelassenheit.

Himbeere (Früchte, können im Supermarkt gekauft werden)
Innere Leichtigkeit, Freude, Beschwingtheit, Ausgelassenheit.

Holunderblüten, Holunderbeeren, Holunderblätter (müssen gepflückt werden)
Wirken schützend und heilend, werden bei spirituellen Räuche-

rungen eingesetzt, unterstützen das schamanische Reisen, werden für Übergangsriten eingesetzt, helfen beim Finden der Lebensaufgabe.

Huflattich (wild wachsendes Kraut, muss gepflückt werden)
Hilft gegen Erkältungserkrankungen und allergisches Asthma, wirkt schleimlösend, fördert die Hellsichtigkeit, Weitsicht und Klarheit.

Ingwer (Wurzel, ist im Supermarkt erhältlich)
Löst Spannungen, erwärmt eingefrorene Gefühle, lässt Spontaneität zu, befreit von Ängsten.

Jasmin (Blüten, müssen gepflückt werden)
Entfacht auf sanfte Weise die Liebe, weckt Zärtlichkeit und Anschmiegsamkeit.

Johanniskraut (wild wachsendes Kraut, die Blüten müssen gepflückt werden, sind aber auch im Fachhandel für Räucherstoffe erhältlich)
Reinigt die Atmosphäre nach Streit und beseitigt »dicke Luft«, wirkt gegen Depressionen und Verstimmungen, beruhigt das Nervensystem, schützt vor »bösen Geistern«, hilft bei hoher elektromagnetischer Aufladung, reinigt therapeutische Einrichtungen, vertreibt Krankheitsenergien.

Kaffeebohnen (geröstete, ganze Bohnen, im Supermarkt erhältlich)
Gegen Trägheit, hebt die Stimmung, wirkt Spannungskopfschmerzen entgegen, wirkt heimelig und kreislaufaktivierend.

Kakaoschale (Schalen, im Fachhandel für Räucherstoffe erhältlich)
Fördert die Sinnlichkeit, wirkt erotisierend, schenkt warme und heimelige Gefühle, wärmt von innen und außen, schafft Frieden und Selbstzufriedenheit, um mit sich selbst im Einklang zu sein.

Kamille (als Gewürz im Supermarkt erhältlich, kann auch gepflückt werden)
Beruhigt das Nervensystem, bringt Gelassenheit und innere Ruhe, lindert Verdauungsstörungen, die durch Verspannungen, Nervosität und Ängste entstanden sind, vertieft Liebesgefühle, hilft bei Übergängen, vor allem bei der Sterbebegleitung, hebt das Selbstwertgefühl, stärkt die Willenskraft, gleicht Überempfindlichkeit aus, wirkt Erschöpfungszuständen und Depressionen entgegen.

Kampfer (Harz, im Fachhandel für Räucherstoffe erhältlich)
Hilft bei Erkältungskrankheiten, stärkt die Nerven, fördert die Konzentration, klärt die Gedanken, desinfiziert die Raumluft.

Kardamom (Gewürz, im Supermarkt oder im Fachhandel für Räucherstoffe erhältlich)
Ausgleich und Aufmunterung, wirkt Erschöpfung entgegen, verbreitet Zuversicht und Lebensfreude, schenkt Hoffnung.

Kerbel (als Gewürz im Supermarkt erhältlich)
Regt die Verdauung und den Kreislauf an.

Kiefer (Baumnadeln, Rinde und Harz, müssen gepflückt werden, eventuell im Räucherfachhandel erhältlich)
Hilft bei Erkältungskrankheiten, gegen Trauer und Traurigkeit, desinfiziert Räume und reinigt die Atmosphäre.

Kirsche (Baumblätter müssen gepflückt werden, Früchte können im Supermarkt gekauft werden)
Die Blätter werden eingesetzt zur magischen Räucherung, die Früchte unterstützen Fruchtbarkeit und Schöpferkraft.

Königskerze (wildes Kraut, muss gepflückt werden)
Stärkt das Stirnchakra, hilft bei Ohrenproblemen, reinigt Räume, fördert die Hellsichtigkeit und Medialität.

Koriander (als Gewürz im Supermarkt erhältlich)
Hilft bei Blähungen und Magenverstimmungen, fördert die Kommunikation und gleicht Störungen im Miteinander aus, beruhigt die Nerven und wirkt erotisierend.

Kokos (Fruchtflocken sind im Supermarkt erhältlich)
Fördert ein spielerisches, liebevolles Miteinander, wirkt appetitanregend.

Kreuzkümmel und Kümmel (als Gewürz im Supermarkt erhältlich)
Hilft gegen Blähungen, Verdauungsbeschwerden und Magenkrämpfe.

Lavendelblüten (als Gewürz im Supermarkt erhältlich, kann im Garten oder im Topf selbst gezogen werden)
Reinigt Räume, beschützt Mädchen und Frauen, hält nervende Mitmenschen auf Distanz, wird Säuglingen ins Bett gelegt, wehrt Mücken und Motten ab, fördert die Visionssuche, öffnet für Medialität und Hellsichtigkeit, wirkt entspannend und schlaffördernd.

Lärche (Baumnadeln und Holz, müssen gepflückt und gesammelt werden)
Löst Verkrampfungen und Muskelschmerzen, wirkt gegen Nasennebenhöhlenprobleme, reinigt Räume und hält »böse Geister« fern, wirkt geistig verjüngend, hält schwere Lasten fern und löst bestehenden Ballast auf, unterstützt Zuversicht und Selbstvertrauen.

Lemongrass (als Gewürz im Supermarkt erhältlich)
Schenkt Optimismus, regt den Kreislauf an, macht offen für neue Eindrücke, weckt die Neugier.

Liebstöckel (als Gewürz im Supermarkt erhältlich, kann auch im Topf gezogen werden)
Hilft bei Blähungen und Verdauungsstörungen, wirkt gegen Rheuma und Halsschmerzen, wird zur Raumreinigung eingesetzt und wirkt antiseptisch.

Lindenblätter und Lindenblüten (müssen gepflückt werden)
Wirkt gegen Erkältungskrankheiten, bringt Schutz und Erdung.

Lorbeer (Lorbeerblätter sind im Supermarkt erhältlich)
Allgemeine Reinigung, hilft bei Verdauungsstörungen, unterstützt das Traumerleben, stärkt das Selbstbewusstsein, vermittelt zwischen Traum und Realität, lässt den inneren Blick ins Positive gleiten, stärkt die Ausdauer.

Mädesüß (muss als wildes Kraut gepflückt werden)
Unterstützt Neuanfänge, wird als Ritualkraut für Mädchen verwendet, die zur Frau werden.

Majoran (als Gewürz im Supermarkt erhältlich)
Wirkt verdauungsfördernd und appetitanregend, hilft beim Schleimlösen.

Mandarinenschalen (Mandarinen sind im Supermarkt erhältlich)
Wirken erheiternd, bringen das innere Kind zum Vorschein, wecken spielerische Kräfte, wirken harmonisierend und schenken Lebensfreude.

Mastix (Harz der Mastixpistazie, kann im Räucherfachhandel erworben werden)
Für Visionen, schamanische Reisen und Anrufungsrituale, öffnet die mediale Wahrnehmungsfähigkeit.

Melisse (wird als wildes Kraut gepflückt, kann auch im Garten angepflanzt werden)
Wirkt beruhigend und entspannend, fördert den Schlaf, stärkt das Immunsystem, wirkt stimmungsaufhellend und unterstützt alle Vorhaben mit Erfolg und Reichtum.

Minze (wird als wildes Kraut gepflückt, kann auch selbst im Garten angepflanzt werden)
Wirkt kreislaufanregend, lindert Kopfschmerzen, wirkt stimmungsaufhellend, klärt den Geist, hilft beim konzentrierten und strukturierten Arbeiten.

Mistel (wächst auf Bäumen, muss gepflückt werden)
Verwandelt negative Schwingung in positive, hilft beim Traumerleben, bringt alles Unbewusste ins Bewusstsein, hilft bei der Klärung und Durchlichtung der Gedanken, bringt alles in den Fluss.

Myrrhe (Harz, im Räucherfachhandel erhältlich)
Wird für religiöse und spirituelle Handlungen eingesetzt, wirkt schützend und reinigend und wird zum Segnen herangezogen, bringt Emotionen ans Bewusstsein.

Myrte (Strauchblätter, im Räucherfachhandel zu erhalten)
Dient der Reinigung, unterstützt geistige Klarheit, Konzentration und Aufmerksamkeit, schenkt Frieden und Liebe.

Olivenbaum (Olivenzweige können in Gärtnereien erstanden werden oder Sie haben selbst einen Olivenbaum im großen Topf zuhause)
Zum Räuchern nach Streit, unterstützt die Versöhnung und den Frieden, entspannt die Atmosphäre und schenkt gleichzeitig innere Stärke.

Opoponax (Harz, im Fachhandel für Räucherstoffe erhältlich)
Wirkt erdend und stärkt die unteren Chakren, es reinigt das innere und äußere Selbst und regt die Selbstheilungskräfte an.

Orangenschalen (Orangen sind im Supermarkt erhältlich)
Wirken erheiternd, vertreiben trübe Gedanken, schenken Lebensfreude, wirken kreislaufaktivierend, fördern den Ideenreichtum und die schöpferische Tatkraft.

Oregano (ist als Gewürz im Supermarkt erhältlich)
Unterstützt die geistige Kraft, wirkt sich positiv auf das Denkvermögen aus, unterstützt Konzentration und zielgerichtetes Handeln.

Pappel (Baumblätter müssen gepflückt werden, Baumharz ist im Räucherfachhandel erhältlich)
Hilft bei Schwäche und Frauenproblemen, baut Ängste ab, öffnet für den inneren Wachstumsprozess, nimmt die Überempfindlichkeit im Umgang mit den Mitmenschen.

Patchouli (ausländische Aromapflanze, die im Räucherfachhandel erhältlich ist)
Wirkt erotisierend und stimuliert die Sinne, erdet gleichzeitig und verbindet die unteren Chakren.

Petersilie (ist getrocknet als Gewürz oder Topfpflanze im Supermarkt erhältlich oder kann selbst im Garten oder Topf angebaut werden)
Hilft bei Magenproblemen, Blähungen, Menstruationsbeschwerden, stärkt das Immunsystem und schenkt geistige Frische.

Pfefferkörner (im Supermarkt erhältlich)
Regen Appetit und Verdauung an, wirken erotisierend, wecken die Lebensgeister und regen den Kreislauf an, wärmen von innen und helfen bei dauerndem Frösteln und innerer sowie äußerer Kälte.

Quendel (wildes Kraut, das gepflückt werden muss)
Hilft, sich sinnvoll abzugrenzen, stärkt die Willenskraft, macht Mut, das Leben anzupacken und zu bewältigen, kann alte seelische Verletzungen heilen, wird zu Rückführungstherapien eingesetzt.

Rainfarn (wildes Kraut, das gepflückt werden muss)
Wirkt gegen Ungeziefer, vertreibt »böse Geister«, wird zur Reinigung von Räumen herangezogen, wirkt gegen Elektrosmog, wirkt klärend nach Streitgesprächen, entspannt die Atmosphäre, stärkt das Selbstwertgefühl.

Ringelblume (wächst im Garten oder an Wiesenrändern, kann selbst gepflanzt werden oder ist in Gärtnereien erhältlich)
Besänftigt Jähzorn, Ungeduld und aufgestaute Energien, lindert Reizbarkeit und emotionales Ungleichgewicht.

Rosenblüten (gibt es getrocknet im Räucherfachhandel, können aber auch selbst gepflückt oder beim Gärtner erstanden werden)
Wecken die Liebeskraft, bereiten eine zärtliche Stimmung und wohlige Raumatmosphäre, wirken gegen Missgunst, Neid und Eifersucht, werden zu Gebet und Meditation herangezogen, unterstützen das Einfühlungsvermögen und öffnen die Sinne für die Welt der Elfen und Feen.

Rosmarin (als Gewürz im Supermarkt erhältlich, kann auch selbst angebaut werden)
Weckt die Lebensgeister, wirkt gegen Verspannungen, sorgt für Glück und Wohlstand, unterstützt die Denk- und Merkfähigkeit, hilft bei der Konzentration, schenkt geistige Frische und öffnet die Sinne für die Welt der Elfen und Feen.

Rosskastanie (Blätter und Blüten, müssen gepflückt werden)
Magische Ritualräucherungen für Schutz und Hilfe und einen gesunden Lebenslauf.

Rotklee (wildes Kraut auf Wiesen, muss gepflückt werden)
Reinigung von Wohnräumen, hilft gegen zuviel Grübelei, bringt eingeschlossene Gefühle an die Oberfläche, hilft vor allem beim Auflösen von Groll und Hass, unterstützt bei Frauenkrankheiten.

Safran (als Gewürz im Supermarkt erhältlich)
Wird zum Liebesräuchern eingesetzt, unterstützt die Visionssuche, das schamanische Reisen und die Hellsichtigkeit.

Salbei (als Gewürz im Supermarkt erhältlich, kann in Töpfen oder im Garten angebaut werden)
Reinigt und vertreibt »böse Geister«, üble Schwingungen und Elektrosmog, reinigt die Aura, wirkt klärend, fördert die Konzentration, stärkt Körper und Geist.

Sandelholz weiß oder rot (Hölzer, im Fachhandel erhältlich)
Wehrt »böse Geister« ab, bereitet vor auf einen entspannten Abend, reinigt Körper und Seele, hilft beim Beichten und beim Loslassen von Schuldgefühlen, hilft beim Verzeihen, wird zur Meditation herangezogen, reinigt und schützt die Aura und Wohnräume.

Sanddorn (Baumfrüchte, müssen gepflückt werden)
Schafft eine wohlige Harmonie, schenkt Lebensmut, Durchhaltevermögen und Ausdauer.

Schafgarbe (wildes Kraut, muss gepflückt werden)
Unterstützt die Visionsarbeit, fördert die Intuition und belebt die nächtlichen Träume.

Schlehe (auch Schwarzdorn genannt, die Zweige müssen gepflückt werden)
Schutz vor Krankheiten und dunklen Energien, Abwehr von Verzauberungen, Flüchen und Verwünschungen, magisches Räuchern in der Walpurgisnacht.

Senfkörner (als Gewürzkörner im Supermarkt oder im Räucherfachhandel erhältlich)
Werden gegen Erkältungskrankheiten eingesetzt, wirken befreiend bei geistiger Inflexibilität.

Sesam (Samen, können im Supermarkt erworben werden)
Wirken appetitanregend, unterstützt geselliges Miteinander.

Spitzwegerich (wild wachsendes Kraut, muss gepflückt werden)
Sorgt für Gelassenheit, hilft bei der Wundheilung, schützt vor Verletzungen jeglicher Art, auch seelischer Art, verbreitet Vertrauen, Schutz und Geborgenheit.

Stechpalme (Zweige, müssen gepflückt werden)
Es wird mit ganzen Zweigen geräuchert, um Schutz für Haus und Hof zu erbitten und die göttlichen Mächte zu besänftigen, vor allem um Naturkatastrophen fern zu halten, etwa Blitzeinschläge, Feuer, Überschwemmungen, Sturmschäden.

Sternais (Gewürz, kann im Supermarkt gekauft werden)
Unterstützt das mütterliche Empfinden, die Einfühlsamkeit und das liebevolle Miteinander, sorgt für Ausgeglichenheit und das Gefühl kuscheliger Nestwärme.

Styrax (mit Styraxbalsam getränkte Holzkohle, im Räucherfachhandel erhältlich)
Weckt die Zärtlichkeit, unterstützt das Einfühlungsvermögen, schafft eine romantische, liebevolle Raumatmosphäre, schenkt Harmonie und Ausgeglichenheit, löst emotionale Spannungen, fördert den liebevollen Umgang miteinander.

Sweetgrass (wild wachsendes Kraut, im Fachhandel erhältlich)
Schafft eine heimelige und doch erfrischende Atmosphäre, heißt Gäste willkommen und öffnet die Herzen.

Tanne (Harz, muss im Räucherfachhandel gekauft werden, Nadeln können gepflückt werden)
Befreit die Atemwege, wirkt beruhigend auf die Nerven, schützt Schwangere, Gebärende, Babys und kleine Kinder, schützt vor negativen Gedanken und Emotionen und unguten spirituellen Dogmatismen.

Thuja (auch Lebensbaum, Zweige müssen gepflückt werden)
Zum Vertreiben von Krankheiten, erlöst alte Häuser von negativen Schwingungen, schützt vor Manipulation, löst alte seelische Verletzungen und bewahrt davor, andere Menschen zu verletzen.

Thymian (Gewürz, kann im Supermarkt erworben werden oder als Pflanze im Garten oder im Topf gezogen werden)
Beruhigt von innen heraus, vermittelt Geborgenheit, stillt die Sehnsucht nach Zuwendung und Anerkennung, bringt Urvertrauen ins Leben, macht Mut, erleichtert jegliche Kommunikation, sorgt dafür, Grenzen setzen zu können, schützt die Aura, schenkt Energie und Vitalität, erleichtert Reife- und Alterungsprozesse.

Tonkabohne (Baumsamen, muss im Fachhandel für Räucherstoffe erworben werden)
Wirkt erhellend, verwöhnt die Sinne, wirkt erotisierend, schafft innere Balance und Ausgeglichenheit, macht gute Laune.

Ulme (Baumblätter, müssen gepflückt werden)
Hilft, mit beiden Beinen auf dem Boden zu stehen, stärkt das Wurzelchakra, hilft, sich mit den Geistern der Luft auseinander zu setzen, innerlich leicht und frei zu sein.

Vanilleschoten (sind im Supermarkt als Gewürz erhältlich)
Für Liebesräucherungen, verfeinert die Sinne, wirkt erotisierend und verwöhnend, macht gute Laune, hebt die Stimmung, wirkt tröstend und unterstützt die geistige Denkarbeit.

Vetiver (Graswurzel, muss im Räucherfachhandel erworben werden)
Unterstützt die Meditation, kräftigt und stärkt, vertreibt nervöse Stimmungen, wirkt erotisierend.

Wacholder (Beeren, Holz und Zweige. Beeren sind im Supermarkt erhältlich, Holz und Zweige müssen gepflückt werden, sind teilweise auch im Räucherfachhandel erhältlich)
Schützt vor Krankheiten, reinigt Räume, wehrt »böse Geister« ab, wehrt Unglück ab.

Walnuss (Baumblätter, müssen gepflückt werden)
Für das Ausräuchern von Krankenzimmern, stärkt die Entscheidungskraft, schafft innere Klarheit und weckt die Tatkraft.

Weide (Baumblätter, müssen gepflückt werden)
Zum Anrufen der Mondenergie und der Wassergeister, zum Reinigen und zur Reinhaltung der Seele.

Weihrauch (Harz, muss im Räucherfachhandel erworben werden)
Begleitet religiöse Handlungen, schützt Räume und Kleidung sowie alle andere Einrichtungsgegenstände, wirkt heilend auf entzündliche Prozesse, depressive Verstimmungen, Darmerkrankungen, Hautentzündungen, Schlafstörungen und Kopfschmerzen, wirkt erotisierend, wird für Fruchtbarkeitsriten herangezogen, klärt die Sinne, unterstützt die Meditation, verbindet alles Spirituelle mit allem Irdischen, schafft eine feierliche Atmosphäre.

Weintrauben (können im Supermarkt erworben werden)
Wecken die Lebensfreude, schenken Frische und Tatkraft.

Weißdorn (Blüten und Holz, müssen gepflückt werden)
Lindert Liebeskummer, nimmt sich aller Herzensangelegenheiten an, wehrt unliebsame Gäste ab, hindert »böse Geister« daran, sich in Räumen festzusetzen.

Wermut (wild wachsendes Kraut, muss gepflückt oder im Räucherfachhandel erworben werden)
Wirkt schützend, fördert Visionen und Hellsichtigkeit.

Ysop (wild wachsendes Kraut, muss gepflückt werden)
Zur Läuterung und zur inneren Reinigung, bringt Stabilität ins Leben, hilft, sich geerdet zu fühlen, befreit von Zwängen und Druck, hilft, das eigene Selbst zu finden und freie Entscheidungen zu treffen, hilft, den Lebenssinn zu finden, stärkt die Selbstliebe und unterbindet allzu überbrodelnde Emotionen.

Zeder (Baumholz, ist im Räucherfachhandel erhältlich)
Wirkt stärkend und harmonisierend, schützt vor Alpträumen, macht Mut und sorgt für Wohlstand und Ansehen, vertreibt Ungeziefer und Motten, schützt Räume und Kleidung.

Zimt (Zimtstangen sind im Supermarkt erhältlich)
Wirkt erwärmend und erotisierend, bringt Glück ins Haus und sorgt für eine wohlige Atmosphäre, verwöhnt die Sinne und wirkt nervösen Spannungen sowie Ängsten entgegen.

Zitronenschalen (Zitronen sind im Supermarkt erhältlich)
Beleben die Sinne, machen wach und fröhlich, sorgen für gute Laune, unterstützen die Tatkraft und wirken gegen depressive Verstimmungen.

Zypresse (Baumzweige, müssen gepflückt werden)
Fördert die Konzentration, hilft, sich auf das Wesentliche zu beschränken, hilft bei Trauerprozessen, begleitet während schwieriger Lebensphasen, sorgt für Durchhaltevermögen.

NACHWORT

Seien Sie mutig, stark und voller Vertrauen beim Räuchern. Dann werden Sie sehr viel Freude haben und das Räuchern in Ihren Alltag integrieren können. Im Grunde können Sie sofort beginnen. Öffnen Sie jetzt gleich Ihren Küchenschrank und schauen Sie nach, was sich dort für wundervolle Räuchermaterialien verstecken! Und sei es die Müslipackung oder ein Früchteteebeutel, den Sie auf einer Aromalampe räuchern. Oder auf einem Teelichtstövchen mit einer kleinen Dessertschüssel obendrauf.

Alles ist möglich beim Räuchern.

Ich wünsche Ihnen ein gutes Gelingen und viel Freude.

Und wenn Sie noch Fragen haben, dann besuchen Sie mich einfach auf meiner Homepage und schreiben mir eine Mail: www.zora-gienger.de

Herzlichst, Ihre Zora Gienger

Mein Dank gilt meiner Familie, die immer die Nase rümpft, wenn ich herumräuchere. Aber sonst liebe ich sie alle ganz arg.

SCHELLFINDESYSTEM

Symptome	Räuchermittel
Alpträume	Zeder
Ängste	Galgant Ingwer Kamille Pappel Zimt
Anspannung	Bernstein Birke Kamille Lavendelblüten Melisse
Appetitlosigkeit	Banane Kokos Pfefferkörner Sesam
Asthma	Huflattich
Atemwegserkrankungen	Alant Brennnessel

Symptome	Räuchermittel
Atemwegserkrankungen	Tanne
Aufgeregtheit	Ahorn Thymian
Bindegewebe lose	Ackerschachtelhalm
Blähungen	Fenchel Koriander Kreuzkümmel und Kümmel Liebstöckel Petersilie
Darmerkrankungen	Weihrauch
depressive Verstimmung	Alant Ananas Buchsbaum Dammar Johanniskraut Kamille Weihrauch Zitronenschalen Ackerschachtelhalm
Durchblutungsstörungen	Arnikablüten
Eifersucht	Rosenblüten
Elektrosmog	Rainfarn Salbei

Symptome	Räuchermittel
emotionale Spannungen	Styrax
emotionale Traumata	Beinwell
emotionales Ungleichgewicht	Ringelblume
Energiemangel	Chilischoten Thymian
entzündliche Prozesse	Weihrauch
Erkältungserkrankungen	Benzoe Siam oder Benzoe Sumatra Eukalyptus Huflattich Kampfer Kiefer Lindenblätter Senfkörner
Ermüdungszustände	Bernstein Akazie
Erschöpfung	Fenchel Kamille Kardamom
Fieber	Alant Eukalyptus
Frauenkrankheiten	Pappel

Symptome	Räuchermittel
Frauenkrankheiten	Rotklee
Frösteln	Pfefferkörner
Gallenprobleme	Beifuß
Groll und Hass	Rotklee
Grübelei	Rotklee
Hals- und Rachenentzündungen	Brennnessel
Halsschmerzen	Liebstöckel
Hautleiden	Benzoe Siam oder Benzoe Sumatra
Hautleiden	Weihrauch
Husten	Anis
hysterische Anfälle	Beifuß
Immunsystem, geschwächtes	Ackerschachtelhalm Angelikawurzel
Inaktivität	Ananas
Jähzorn	Ringelblume
Konzentrationsmangel	Ackerschachtelhalm

Symptome	Räuchermittel
Konzentrationsmangel	Angelikawurzel Copal Minze Myrte Oregano Rosmarin Salbei Zypresse
Kopfschmerzen	Kaffeebohnen Minze Weihrauch
Krämpfe	Lärche
Krankheit	Johanniskraut Schlehe
Kreislaufprobleme	Chilischoten Kaffeebohnen Kerbel Minze Orangenschalen Pfefferkörner
Lebererkrankungen	Beifuß Eukalyptus
Lethargie	Birke Chilischoten Kaffeebohnen

Symptome	**Räuchermittel**
Lethargie	Walnuss Weintrauben
Liebeskummer	Weißdorn
Magen	Dill
Magen, nervöser	Ahorn
Magen-Darm-Beschwerden	Anis Apfel Eukalyptus Fenchel
Magenkrämpfe	Kreuzkümmel und Kümmel
Magenprobleme	Basilikum Koriander Petersilie
Melancholie	Ackerschachtelhalm Arnikablüten
Menstruationsbeschwerden	Petersilie
Müdigkeit	Erle
Muskelschmerzen	Lärche
Mutlosigkeit	Thymian

Symptome	Räuchermittel
Nasennebenhöhlenprobleme	Buchsbaum Lärche
negative Energien	Ahorn Alant Bärlauch Beifuß Birne Brennnessel Buchsbaum Eukalyptus Gewürznelke Johanniskraut Lärche Rainfarn Rosskastanie Salbei Sandelholz Schlehe Wacholder Weihrauch Weißdorn Thuja
negative Gedanken	Tanne
Nerven	Tanne
Nervosität	Johanniskraut Kamille Kampfer

Symptome	**Räuchermittel**
Nervosität	Koriander Vetiver Zimt
Niedergeschlagenheit	Erle Vanilleschoten
Ohrenproblemen	Königskerze
Reizbarkeit	Ringelblume
Rheuma	Liebstöckel
Schlafstörungen	Guggul Lavendelblüten Melisse Weihrauch
Schmerzen	Arnikablüten
Schüchternheit	Chilischoten
Schuldgefühle	Sandelholz
seelische Verletzungen	Benzoe Siam oder Benzoe Sumatra Quendel Thuja
Spannungen	Beifuß Ingwer

Symptome	Räuchermittel
Stimmungsschwankungen	Mandarinenschalen Melisse Minze Sanddorn
Stress	Apfel Benzoe Siam oder Benzoe Sumatra Guggul
Trauer	Kardamom Kiefer Zypresse
Trieblosigkeit	Eiche
trübe Gedanken	Orangenschalen
Übelkeit	Basilikum
Überempfindlichkeit	Kamille Pappel
Unausgeglichenheit	Tonkabohne
Unentschlossenheit	Walnuss
Ungeduld	Ringelblume
Unkonzentriertheit	Kampfer

Symptome	Räuchermittel
Verbitterung	Esche
Verdauungsbeschwerden	Bärlauch Bohnenkraut Copal Kamille Kerbel Kreuzkümmel und Kümmel Liebstöckel Lorbeer Majoran
Verspannungen	Rosmarin
Verstimmungen	Johanniskraut
Wunden	Spitzwegerich
Zahnschmerzen	Copal
Zerrissenheit	Guggul
Zwänge	Ysop